Aceite de la Vida: Una Guía Integral para Principiantes sobre Aceites Esenciales

Aprovechando el Poder de la Naturaleza para el Bienestar Cotidiano

Diego Lopez

Índice de Contenidos

INTRODUCCIÓN

En el abrazo de la generosidad de la naturaleza yace la clave para el bienestar holístico, y "Aceite de la Vida" se despliega como una guía integral para principiantes que desean desbloquear el potencial terapéutico de los aceites esenciales. Este iluminador libro invita a los lectores a embarcarse en un viaje fragante, explorando la sabiduría antigua y las aplicaciones modernas de estos extractos potentes para la salud y vitalidad cotidianas.

La introducción a "Aceite de la Vida" es una sinfonía fragante que captura la esencia de los aceites esenciales y su impacto profundo en el bienestar físico, mental y emocional. Sirve como una puerta aromática, dando la bienvenida tanto a principiantes curiosos como a entusiastas, desde principiantes hasta practicantes experimentados, al vibrante mundo de los aceites esenciales, donde la esencia natural de las plantas se convierte en fuente de curación y equilibrio.

Este libro es más que una guía; es una hoja de ruta práctica para aprovechar el poder de la naturaleza para mejorar el bienestar cotidiano. "Aceite de la Vida" desmitifica el mundo de los aceites esenciales, haciendo que sus beneficios sean accesibles para todos. Desde la aromaterapia hasta las aplicaciones tópicas, los lectores son introducidos a diversos usos, capacitándolos para integrar estas maravillas naturales en sus rutinas diarias con instrucciones y consejos fáciles de seguir.

La narrativa se desarrolla como un jardín fragante, cada capítulo una flor que ofrece información sobre las diversas propiedades y aplicaciones de los aceites esenciales. "Aceite de la Vida" no solo explora los aspectos prácticos del uso, sino que también indaga en la importancia histórica y cultural de estos tesoros aromáticos, revelando su papel atemporal en la promoción de la salud y la vitalidad.

A medida que las páginas avanzan, los lectores son guiados a través de la selección, mezcla y aplicación de aceites esenciales, creando un viaje personalizado hacia el bienestar óptimo. "Aceite de la Vida" invita a explorar la armonía entre la naturaleza y el autocuidado, donde los aceites esenciales se convierten en aliados potentes en el bienestar cotidiano. Únete a nosotros en esta odisea aromática, donde la esencia de las plantas se convierte en el Aceite de la Vida, enriqueciendo y elevando el tapiz de tu bienestar.

CAPÍTULO I

La Esencia de los Aceites Esenciales

Entendiendo el Proceso de Extracción

Los aceites esenciales han cautivado los sentidos humanos durante siglos, ofreciendo una experiencia fragante y terapéutica derivada de la esencia de las plantas. La extracción de aceites esenciales es un proceso meticuloso que implica aprovechar los compuestos volátiles en diversas partes de la planta, como hojas, flores, corteza y semillas. Este procedimiento intrincado requiere un delicado equilibrio entre la ciencia y la artesanía, ya que diferentes plantas necesitan métodos distintos para obtener esencias puras y potentes.

La destilación al vapor es uno de los métodos más comunes utilizados en la extracción de aceites esenciales. Esta antigua técnica se remonta a las civilizaciones de Egipto y Mesopotamia, donde se destilaban plantas aromáticas con fines medicinales y cosméticos. La destilación al vapor implica utilizar vapor para romper los sacos de aceite esencial dentro del material vegetal, liberando las moléculas aromáticas. El vapor, cargado con el vapor esencial del aceite, se condensa luego en líquido, separando el aceite del agua. Este método es preferido para preservar la integridad química del aceite esencial, proporcionando un producto de alta calidad.

Otro método de extracción prevalente es la prensa en frío, utilizado principalmente para cítricos. Esta técnica implica presionar mecánicamente el material vegetal, generalmente la cáscara de las frutas, para liberar el aceite esencial. A diferencia de la destilación al vapor, la prensa en frío no aplica calor, preservando los delicados compuestos aromáticos del aceite. Este método obtiene eficientemente aceites esenciales cítricos conocidos por sus aromas brillantes y refrescantes, como el limón, naranja y pomelo.

La extracción con solventes se emplea para materiales vegetales que no responden bien a la destilación al vapor o la prensa en frío. Los solventes comúnmente utilizados incluyen hexano, etanol o dióxido de carbono supercrítico. El solvente disuelve el aceite esencial del material vegetal, y la solución resultante se evapora, dejando atrás el aceite esencial concentrado. Aunque es efectivo, este método tiene algunas desventajas, ya que pueden quedar trazas del solvente en el producto final, lo que requiere pasos adicionales de purificación.

Enfleurage, un antiguo método con raíces en las tradiciones de perfumería de Francia, implica colocar material vegetal sobre una capa de grasa u aceite para absorber sus compuestos aromáticos. Con el tiempo, el aceite esencial se difunde en la grasa, creando una pomada altamente fragante. El proceso se repite hasta que la grasa está saturada con la esencia, y luego se utiliza alcohol para extraer el aceite esencial de la grasa. Aunque menos común hoy en día debido a su naturaleza laboriosa, el enfleurage es apreciado por su capacidad para capturar la verdadera esencia de flores delicadas como el jazmín y la tuberosa.

La extracción con fluido supercrítico es un método más moderno que está ganando popularidad debido a su eficiencia y capacidad para producir aceites esenciales de alta calidad. En este proceso, el dióxido de carbono se presuriza hasta alcanzar un estado supercrítico, creando un fluido con propiedades tanto de gas como de líquido. Este fluido se utiliza luego para extraer los aceites esenciales del material vegetal. Una vez que se completa la extracción, el dióxido de carbono regresa a su estado gaseoso, dejando atrás un aceite esencial puro y libre de solventes. La extracción con fluido supercrítico es particularmente ventajosa para compuestos sensibles a la temperatura, ya que opera a temperaturas más bajas que otros métodos de extracción.

La elección del método de extracción depende de varios factores, incluyendo la especie de planta, el producto final deseado y los compuestos aromáticos dentro del material vegetal. Cada técnica ofrece un conjunto único de ventajas y desafíos, influyendo en la calidad y características del aceite esencial resultante.

Más allá de los aspectos técnicos de la extracción, entender la importancia de obtener materias primas de alta calidad es crucial para producir aceites esenciales excepcionales. Factores como la ubicación geográfica, el clima y las condiciones del suelo impactan significativamente en la composición química y aroma de las plantas. Prácticas éticas y sostenibles de cosecha contribuyen aún más a la calidad general del aceite esencial, asegurando la preservación de los ecosistemas y la biodiversidad vegetal.

Una vez extraído el aceite esencial, sus aplicaciones potenciales son vastas. Los aceites esenciales se utilizan en aromaterapia, perfumería, cuidado de la piel y la cocina. La aromaterapia, el uso terapéutico de los aceites esenciales, implica inhalar o aplicar estos compuestos aromáticos para promover el bienestar físico, emocional y mental. Los aceites esenciales son conocidos por aliviar el estrés, mejorar el estado de ánimo e incluso abordar problemas de salud específicos gracias a sus propiedades antibacterianas, antifúngicas y antiinflamatorias.

En perfumería, los aceites esenciales sirven como la columna vertebral de innumerables fragancias. Los perfumistas mezclan hábilmente varios aceites esenciales para crear perfiles de fragancia intrincados que evocan emociones, recuerdos y experiencias sensoriales. Cada aceite esencial aporta su aroma único, convirtiendo el perfume en un deleite sensorial y un reflejo de la diversidad del mundo natural.

Los entusiastas del cuidado de la piel también se benefician de las propiedades terapéuticas de los aceites esenciales. Estos extractos potentes a menudo se incorporan en sueros, cremas y limpiadores, ofreciendo soluciones naturales para problemas que van desde el acné hasta el envejecimiento. Sin embargo, es crucial tener precaución, ya que ciertos aceites esenciales pueden causar irritación cutánea o reacciones adversas en formas concentradas. La dilución y el seguimiento de las pautas de uso recomendadas son imperativos para aplicaciones seguras y efectivas en el cuidado de la piel.

En el ámbito culinario, ciertos aceites esenciales pueden agregar profundidad y complejidad a los platos. Ya sea infusionando aceites para cocinar o realzando el sabor de bebidas y postres, estas esencias concentradas de plantas aportan una dimensión única y aromática a las creaciones culinarias. Es necesario tener cuidado al usar aceites esenciales aptos para el consumo y seguir las pautas de dosificación recomendadas, ya que la potencia de estos aceites puede ser abrumadora en grandes cantidades.

En conclusión, el proceso de extracción de aceites esenciales es un fascinante viaje que combina la sabiduría antigua con la ciencia moderna. Cada método contribuye a la diversidad de aceites esenciales disponibles hoy, desde las tradiciones aromáticas de la destilación al vapor hasta las técnicas innovadoras de extracción con fluido supercrítico. El arte de elaborar estas esencias preciosas se extiende más allá del laboratorio, enfatizando la importancia de obtener materias primas de manera sostenible, practicar éticamente y tener un profundo respeto por el mundo natural. Al sumergirnos en el mundo de los aceites esenciales, emprendemos una aventura sensorial que mejora nuestro bienestar y nos conecta con el rico tapiz de los tesoros aromáticos de la naturaleza.

Diferentes Tipos de Aceites Esenciales

Los aceites esenciales, a menudo llamados maravillas aromáticas de la naturaleza, representan diversas esencias botánicas con aromas únicos y propiedades terapéuticas. Estos extractos concentrados se derivan de diversas partes de las plantas, como hojas, flores, corteza, semillas y raíces, mediante una extracción meticulosa. Cada tipo de aceite esencial lleva consigo su aroma distintivo y beneficios terapéuticos, convirtiéndolos en herramientas versátiles en aromaterapia, cuidado de la piel y prácticas generales de bienestar.

Uno de los aceites esenciales más populares y versátiles es el de Lavanda (Lavandula angustifolia). Conocido por sus propiedades calmantes y relajantes, el aceite esencial de Lavanda es un básico en la aromaterapia. Su aroma dulce y floral equilibra el sistema nervioso, siendo una excelente elección para aliviar el estrés y promover la relajación. También se celebra por sus beneficios para la piel, ayudando en la cicatrización de cortes pequeños, quemaduras e irritaciones cutáneas. Además, es un ingrediente común en mezclas inductoras del sueño y perfumes naturales.

El aceite esencial de Menta (Mentha × Piperita), conocido como Menta, es famoso por sus cualidades estimulantes y refrescantes. El excelente aroma mentolado de la Menta tiene un efecto estimulante en la mente y el cuerpo. La aromaterapia se utiliza a menudo para combatir la fatiga mental, mejorar la concentración y aliviar dolores de cabeza. Cuando se aplica tópicamente, el aceite de Menta proporciona una sensación refrescante, convirtiéndolo en una elección popular para el alivio muscular y la mitigación de molestias. Su naturaleza versátil se extiende a usos culinarios, donde puede agregar sabor a bebidas, postres y platos salados.

El aceite esencial de Árbol de Té (Melaleuca alternifolia) se valora por sus potentes propiedades antimicrobianas y antisépticas. Originario de Australia, el aceite de Árbol de Té tiene un aroma medicinal y alcanforado. Es un ingrediente crucial en productos naturales para el cuidado de la piel y se conoce por su capacidad para combatir el acné y diversas infecciones cutáneas. También se utiliza en aromaterapia para promover una sensación de limpieza y frescura. Sus propiedades antimicrobianas lo hacen famoso en soluciones de limpieza del hogar y mezclas para difusores durante las enfermedades estacionales.

El cálido y amaderado aroma del aceite esencial de Sándalo (Santalum album) ha sido apreciado durante siglos. Extraído de la madera interior de los árboles de sándalo, este aceite es conocido por sus cualidades centrantes y meditativas. El sándalo se utiliza con frecuencia en prácticas espirituales y de meditación para mejorar la concentración y crear una atmósfera serena. El aceite de sándalo es apreciado en el cuidado de la piel por sus propiedades hidratantes y antienvejecimiento, convirtiéndolo en una adición lujosa a las rutinas faciales.

El aceite esencial de Eucalipto (Eucalyptus globulus) se deriva de las hojas de los árboles de eucalipto y se reconoce por su aroma refrescante e vigorizante. Comúnmente utilizado en aromaterapia para respaldar la salud respiratoria, el aceite de Eucalipto ayuda a despejar la congestión y proporciona alivio durante las temporadas de resfriados y gripe. Sus propiedades antivirales y antibacterianas lo convierten en una opción popular para productos naturales de limpieza, promoviendo un entorno limpio y libre de gérmenes. El aceite de Eucalipto se incluye a menudo en mezclas de masajes por sus efectos relajantes en los músculos cansados.

Las notas florales y cítricas del aceite esencial de Bergamota (Citrus bergamia) contribuyen a su popularidad en aromaterapia y perfumería. Extraído de la cáscara de naranjas de bergamota, este aceite tiene un aroma brillante y estimulante. La Bergamota es conocida por sus propiedades que mejoran el estado de ánimo, ayudando a aliviar el estrés y la ansiedad. En el cuidado de la piel, se utiliza con frecuencia para equilibrar la piel grasa y promover una tez clara. Sin embargo, es esencial tener en cuenta que el aceite de Bergamota es fotosensible, y se debe tener precaución al aplicarlo en la piel antes de exponerse al sol.

Con su aroma fresco y cítrico, el aceite esencial de Limón (Citrus limon) es un favorito por sus cualidades refrescantes y estimulantes. Derivado de la cáscara de limones, este aceite es rico en limoneno y es conocido por sus propiedades antioxidantes. El aceite de limón se utiliza comúnmente para elevar el ánimo y los niveles de energía en aromaterapia. En el cuidado de la piel, puede ayudar a iluminar el cutis y abordar preocupaciones de piel grasa. El aceite de limón se usa a menudo en productos de limpieza natural por su aroma fresco y revitalizante.

El aceite esencial de Manzanilla viene en dos variedades principales: Manzanilla Romana (Chamaemelum nobile) y Manzanilla Alemana (Matricaria chamomilla). Ambas variedades son aclamadas por sus propiedades calmantes y relajantes. La Manzanilla Romana tiene un aroma dulce y parecido al de la manzana, lo que la convierte en una opción popular para mezclas relajantes e inductoras del sueño. Con su color azul profundo y aroma cálido y herbáceo, la Manzanilla Alemana es conocida por sus beneficios antiinflamatorios y calmantes para la piel. Los aceites de manzanilla se utilizan comúnmente en el cuidado de la piel y prácticas de aromaterapia para promover una sensación de tranquilidad.

Conocido por su aroma rico y especiado, el aceite esencial de Incienso (Boswellia carterii) ha sido venerado durante siglos en diversas tradiciones culturales y religiosas. Extraído de la resina del árbol de Boswellia, el Incienso se utiliza a menudo en la meditación y prácticas espirituales por sus efectos centrantes y de enraizamiento. En el cuidado de la piel, el aceite de Incienso es apreciado por sus propiedades antienvejecimiento, promoviendo la elasticidad de la piel y reduciendo la apariencia de líneas finas y arrugas. Su aroma complejo y resinoso lo convierte en una adición valiosa a perfumes y mezclas naturales de incienso.

Derivado de las partes superiores florecientes de la planta Lavandula angustifolia, el aceite esencial de Salvia Esclareia es reconocido por su aroma dulce y herbal. La Salvia Esclareia se utiliza a menudo en aromaterapia para aliviar el estrés, la ansiedad y los desequilibrios hormonales. Tiene un efecto calmante en el sistema nervioso y se incluye con frecuencia en mezclas diseñadas para promover la relajación y el bienestar emocional. En el cuidado de la piel, el aceite de Salvia Esclareia puede ser beneficioso para equilibrar la producción de aceite y promover una tez clara.

El aceite esencial de Pachulí (Pogostemon cablin), con su aroma terroso y almizclado, se deriva de las hojas de la planta de pachulí. A menudo asociado con los movimientos contraculturales de la década de 1960, el aceite de Pachulí tiene un efecto enraizante y equilibrante en la mente y las emociones. Se utiliza comúnmente en perfumería por su aroma duradero y distintivo. El aceite de Pachulí es conocido por sus propiedades regenerativas en el cuidado de la piel, convirtiéndolo en una adición valiosa a productos destinados a promover una piel sana y radiante.

El aceite esencial de Ylang Ylang (Cananga odorata) es apreciado por su fragancia dulce, floral y exótica. Derivado de las flores del árbol de ylang-ylang, este aceite se usa frecuentemente en perfumería por su aroma cautivador y sensual. El Ylang Ylang también se valora en aromaterapia por sus propiedades que mejoran el estado de ánimo y afrodisíacas. En el cuidado de la piel, puede ayudar a equilibrar tanto los tipos de piel grasa como seca, promoviendo una tez armoniosa.

El aceite esencial de Romero (Rosmarinus officinalis), con su aroma fresco y herbáceo, se obtiene de las hojas de la planta de romero. Conocido por sus propiedades estimulantes e vigorizantes, el aceite de Romero se utiliza a menudo en aromaterapia para mejorar la claridad mental, la concentración y la memoria. Es una elección popular para mezclas de difusores durante sesiones de estudio o trabajo. En el cuidado de la piel, el aceite de Romero puede promover la salud del cuero cabelludo y estimular el crecimiento del cabello.

Estos ejemplos solo rascan la superficie del vasto mundo de los aceites esenciales. La diversidad de plantas y sus compuestos aromáticos proporciona una paleta extensa para elaborar mezclas únicas y abordar diversas necesidades de bienestar. Es importante tener en cuenta que, aunque los aceites esenciales ofrecen numerosos beneficios, deben utilizarse con cuidado. La dilución adecuada, la adhesión a las pautas de uso recomendadas y la conciencia de las sensibilidades individuales son cruciales para garantizar una experiencia segura y placentera con estos potentes extractos de plantas.

En conclusión, los diferentes tipos de aceites esenciales abarcan un amplio espectro de aromas y propiedades terapéuticas. Desde el abrazo calmante de la Lavanda hasta la frescura vigorizante de la Menta, cada aceite esencial tiene su atractivo único. A medida que las personas exploran el mundo de la aromaterapia, el cuidado de la piel y el bienestar holístico, estas preciosas esencias vegetales sirven como aliados en el camino hacia el equilibrio, la relajación y la vitalidad. El arte de aprovechar la esencia de las plantas no solo enriquece nuestras experiencias sensoriales, sino que también profundiza nuestra conexión con el mundo natural y sus abundantes regalos.

Aromaterapia y su Potencial Curativo

La aromaterapia, una práctica antigua arraigada en extractos aromáticos de plantas, ha surgido como un enfoque holístico para promover el bienestar físico, emocional y mental. El término "aromaterapia" proviene de la fusión de dos palabras: "aroma", que se refiere al agradable o distintivo olor de los aceites esenciales, y "terapia", que significa un tratamiento curativo. Los aceites esenciales, componentes clave en la aromaterapia, son extractos concentrados de diversas partes de las plantas a través de procesos meticulosos como la destilación al vapor, la prensa en frío y la extracción con disolventes. La práctica de la aromaterapia aprovecha las propiedades terapéuticas de estos aceites esenciales para crear una experiencia sensorial más allá del simple aroma.

En el núcleo de la aromaterapia se encuentra la creencia en la profunda conexión entre el olor y las emociones. El sistema olfativo, responsable de nuestro sentido del olfato, está intrincadamente vinculado al sistema límbico en el cerebro, que desempeña un papel crucial en las emociones, recuerdos y equilibrio hormonal. Cuando se inhalan los aceites esenciales, sus moléculas aromáticas interactúan con los receptores olfativos, enviando señales al sistema límbico y desencadenando una cascada de respuestas. Esta conexión forma la base para el potencial terapéutico de la aromaterapia.

Una de las principales aplicaciones de la aromaterapia es en la gestión del estrés. Aceites esenciales como la Lavanda, conocida por sus propiedades calmantes, pueden ayudar a reducir el estrés y la ansiedad. Inhalando el aroma dulce y floral del aceite de Lavanda induce una sensación de tranquilidad, promoviendo la relajación y un estado emocional equilibrado. De manera similar, con su aroma cítrico y estimulante, se ha demostrado que el Bergamota alivia el estrés y mejora el estado de ánimo. La aromaterapia proporciona un enfoque natural y no invasivo para el alivio del estrés, permitiendo a las personas crear momentos de calma en su vida diaria.

Más allá de la reducción del estrés, la aromaterapia se utiliza ampliamente para mejorar la calidad del sueño. Aceites esenciales como la Manzanilla, la Lavanda y el Ylang Ylang poseen propiedades calmantes que pueden ayudar a promover la relajación e inducir un sueño reparador. Difundir estos aceites en la habitación o agregar gotas a una almohada puede crear un entorno propicio para un descanso nocturno tranquilo. Los efectos calmantes de la aromaterapia en el sistema nervioso contribuyen a patrones de sueño mejorados, convirtiéndola en una herramienta valiosa para aquellos que luchan con el insomnio o trastornos del sueño.

La aromaterapia también desempeña un papel significativo en el apoyo al bienestar mental. Aceites esenciales como el Menta y el Romero tienen propiedades estimulantes que pueden mejorar la alerta, la concentración y la memoria. Inhalando estos aromas vigorizantes puede ser particularmente beneficioso durante sesiones de estudio o tareas laborales que requieren enfoque. Por otro lado, aceites como el Incienso y la Madera de Sándalo son venerados por sus efectos enraizantes y centradores, convirtiéndolos en aliados valiosos en prácticas de meditación y atención plena. La capacidad de la aromaterapia para influir en las funciones cognitivas destaca su potencial como un enfoque complementario para promover la claridad mental y el equilibrio emocional.

El impacto de la aromaterapia se extiende más allá de los ámbitos emocionales y mentales para abarcar el bienestar físico. Muchos aceites esenciales poseen propiedades antimicrobianas, antiinflamatorias y analgésicas, lo que los convierte en adiciones valiosas a las rutinas de atención médica natural. Con sus potentes cualidades antimicrobianas, el aceite de árbol de té se utiliza comúnmente para abordar infecciones cutáneas y respaldar la función inmunológica. El aceite de eucalipto, conocido por sus beneficios respiratorios, se puede inhalar para aliviar la congestión y promover una respiración clara. La naturaleza versátil de los aceites esenciales permite diversas aplicaciones, incluyendo masajes, uso tópico e inhalación, según el resultado terapéutico deseado.

El cuidado de la piel es otro ámbito en el que la aromaterapia destaca. Aceites esenciales como el de Rosa Mosqueta, Semilla de Zanahoria y Geranio son celebrados por sus propiedades rejuvenecedoras y nutritivas para la piel. Estos aceites se pueden incorporar en sueros faciales, cremas hidratantes y limpiadores para promover una piel saludable y abordar preocupaciones específicas como el envejecimiento, la sequedad o el acné. La experiencia sensorial de aplicar estas mezclas aromáticas contribuye al placer general de las rutinas de cuidado de la piel, creando un enfoque holístico que aborda tanto el bienestar físico como el emocional.

La aromaterapia se integra frecuentemente en la terapia de masajes para potenciar los efectos terapéuticos del tacto. Los aceites de masaje infusionados con aceites esenciales proporcionan lubricación para el masaje y ofrecen los beneficios de la aromaterapia a través de la absorción cutánea e inhalación. La Lavanda, la Manzanilla y la Salvia Clara son populares para la relajación y la reducción del estrés durante los masajes. La combinación de estímulos táctiles y olfativos crea un efecto sinérgico, contribuyendo a una sensación más profunda de relajación y bienestar.

Si bien la aromaterapia ofrece muchos beneficios, es esencial abordar su práctica con conciencia y consideración. La potencia de los aceites esenciales requiere una dilución adecuada para garantizar un uso seguro, especialmente al aplicarlos directamente sobre la piel. Algunas personas pueden ser sensibles o alérgicas a ciertos aceites, lo que subraya la importancia de realizar pruebas de parche y consultar con profesionales de la salud, especialmente aquellas con condiciones preexistentes o durante el embarazo.

La aromaterapia ha encontrado su lugar en diversos entornos de atención médica, incluidos hospitales y centros de bienestar, como un enfoque complementario a los tratamientos convencionales. Lo's aromas reconfortantes de los aceites esenciales crean un entorno más agradable y calmante para los pacientes que se someten a procedimientos médicos o que enfrentan condiciones crónicas. Estudios han explorado el potencial de la aromaterapia en la reducción de la percepción del dolor, los niveles de ansiedad e incluso la náusea en entornos médicos, mostrando su versatilidad para mejorar el bienestar general de los pacientes.

A medida que crece el interés en enfoques holísticos para la salud y el bienestar, la aromaterapia sigue siendo un campo dinámico y en evolución. La investigación continua explora cómo los aceites esenciales ejercen sus efectos terapéuticos, arrojando luz sobre la intrincada interacción entre el olor y el cuerpo humano. Los aceites esenciales, con sus diversos perfiles aromáticos y propiedades curativas, ofrecen una vía natural y accesible para aquellos que buscan mejorar su calidad de vida a través de experiencias sensoriales y prácticas holísticas de bienestar.

En conclusión, la aromaterapia es un testimonio de la intrincada relación entre el olor y la curación. Desde la reducción del estrés hasta la mejora del sueño, la claridad mental y el cuidado de la piel, el potencial terapéutico de los aceites esenciales enriquece nuestras experiencias sensoriales y proporciona un enfoque holístico para el bienestar. A medida que continuamos explorando el mundo de la aromaterapia, abrazamos la sabiduría antigua que nos conecta con el poder curativo de la naturaleza y los tesoros aromáticos que ofrece.

CAPÍTULO II

Construyendo tu Kit de Aceites Esenciales

Aceites Esenciales para Principiantes

Embarcarse en el viaje al mundo de los aceites esenciales como principiante abre la puerta a un reino vasto y aromático donde las esencias naturales tienen el potencial de mejorar el bienestar. Los aceites esenciales, derivados de varias partes de las plantas a través de métodos como la destilación al vapor y la presión en frío, son extractos concentrados que encapsulan las propiedades terapéuticas y aromáticas de las plantas. Para aquellos que son nuevos en los aceites esenciales, comprender sus conceptos básicos, seleccionar los aceites apropiados y explorar sus diversas aplicaciones son pasos fundamentales para aprovechar los beneficios de estos elixires botánicos preciosos.

El primer paso para navegar en el mundo de los aceites esenciales es comprender sus orígenes y procesos de extracción. Los aceites esenciales se extraen comúnmente de hojas, flores, corteza, semillas y raíces de plantas, cada una aportando un conjunto único de compuestos aromáticos y propiedades terapéuticas. La destilación al vapor, un método de extracción estándar, implica el uso de vapor para romper las bolsas de aceite esencial dentro del material vegetal, condensando el vapor resultante en una forma líquida. La presión en frío se emplea principalmente para cítricos, extrayendo mecánicamente aceites esenciales de las cáscaras sin aplicar calor. Estos métodos aseguran la preservación de la integridad aromática y terapéutica de las plantas, ofreciendo a los usuarios un medio potente y natural para el bienestar holístico.

Elegir aceites esenciales adecuados como principiante implica considerar preferencias personales, efectos deseados y aplicaciones potenciales. Con su naturaleza calmante y versátil, la lavanda es un excelente punto de partida. Su aroma dulce y floral la convierte en una elección popular para la relajación, alivio del estrés y promoción de un sueño reparador. La menta, conocida por su aroma refrescante, es ideal para mejorar la concentración, aliviar dolores de cabeza y proporcionar un impulso vital. Con sus potentes propiedades antimicrobianas, el aceite de árbol de té es valioso para el cuidado de la piel y el respaldo inmunológico. A medida que los principiantes exploran las numerosas opciones, pueden disfrutar experimentando con aceites individuales o mezclas que combinan aromas complementarios para una experiencia sensorial más compleja.

Comprender los diversos métodos de aplicación es crucial para los principiantes que buscan incorporar aceites esenciales en sus rutinas diarias. La inhalación es una de las formas más simples y rápidas de experimentar los beneficios de los aceites esenciales. Los difusores de aromaterapia dispersan moléculas de aceite importantes en el aire, proporcionando una difusión suave y constante que puede llenar una habitación con el aroma elegido. La inhalación directa, lograda al colocar unas gotas de aceite esencial en un pañuelo o inhalar directamente del frasco, ofrece una experiencia más concentrada e inmediata. Agregar aceites esenciales a un baño o ducha caliente también puede crear un ambiente tipo spa y promover la relajación.

La aplicación tópica implica diluir los aceites esenciales con un aceite portador antes de aplicarlos en la piel. Este método es popular para el cuidado de la piel, masajes y alivio específico. Los aceites portadores, como el de jojoba, almendra o coco, actúan como un medio para diluir los aceites esenciales y garantizar una aplicación segura. Los principiantes deben tener cuidado con las proporciones adecuadas de dilución para evitar irritaciones en la piel, y se recomienda realizar una prueba de parche al probar un nuevo aceite. Aplicar aceites esenciales diluidos en puntos de pulso, las plantas de los pies o áreas específicas de preocupación permite su absorción en el torrente sanguíneo, facilitando sus efectos terapéuticos.

A medida que los principiantes se familiarizan con las diversas aplicaciones de los aceites esenciales, es necesario explorar el concepto de mezcla. Las mezclas de aceites esenciales combinan dos o más aceites para crear un aroma armonioso y sinérgico que puede abordar objetivos específicos de bienestar. Por ejemplo, una mezcla de lavanda, manzanilla y bergamota puede crear una sinergia calmante e inductora del sueño.

Experimentar con diferentes combinaciones permite a los principiantes adaptar sus experiencias aromáticas a sus preferencias y necesidades. El arte de la mezcla es a la vez creativo e intuitivo, ofreciendo a las personas la oportunidad de crear aromas personalizados que resuenen con ellas a un nivel más profundo.

Las consideraciones de seguridad son cruciales en la exploración de los aceites esenciales, especialmente para principiantes. Los aceites esenciales son potentes y concentrados, y el uso incorrecto puede provocar reacciones adversas. Como se mencionó anteriormente, la dilución es una práctica de seguridad crucial al aplicar aceites esenciales tópicamente. Además, algunos aceites pueden ser fotosensibles y aumentar la sensibilidad de la piel a la luz solar, requiriendo precaución antes de la exposición al sol. Las personas embarazadas, madres lactantes y aquellas con ciertas condiciones médicas deben consultar con profesionales de la salud antes de incorporar aceites esenciales en sus rutinas para garantizar la seguridad y la adecuación.

La calidad es primordial al seleccionar aceites esenciales para su uso. Con la creciente popularidad de la aromaterapia, el mercado se encuentra inundado con una variedad de productos, desde aceites puros y de grado terapéutico hasta imitaciones diluidas o sintéticas. Los principiantes deben buscar proveedores y marcas de buena reputación, priorizando la calidad, transparencia y pureza. Las etiquetas deben indicar el nombre botánico del aceite, su país de origen y el método de extracción utilizado. Los aceites esenciales derivados de plantas orgánicas y de origen sostenible a menudo tienen una mayor calidad, ya que están libres de pesticidas y otros contaminantes.

La educación se convierte en un valioso aliado a medida que los principiantes navegan por el mundo de los aceites esenciales. Numerosos recursos confiables, libros y plataformas en línea brindan información sobre las propiedades, usos y consideraciones de seguridad de los aceites esenciales. Comprender la composición química de los aceites esenciales y sus interacciones con el cuerpo fomenta una apreciación más profunda de su potencial terapéutico. Organizaciones y programas de certificación dedicados a la aromaterapia, como la Asociación Nacional de Aromaterapia Holística (NAHA) o la Alianza de Aromaterapeutas Internacionales (AIA), ofrecen cursos detallados y pautas para un uso seguro y efectivo.

El viaje al mundo de los aceites esenciales para principiantes se extiende más allá del bienestar individual para abarcar los conceptos más amplios de sostenibilidad y prácticas éticas. La obtención sostenible garantiza la conservación de los ecosistemas de las plantas y la biodiversidad, contribuyendo a la disponibilidad a largo plazo de los aceites esenciales. Las consideraciones éticas implican apoyar a los proveedores que priorizan prácticas laborales justas y el bienestar de la comunidad. Las elecciones conscientes de los consumidores se alinean con los principios de una vida consciente y contribuyen a la salud general del planeta.

En conclusión, como principiante, sumergirse en el mundo de los aceites esenciales es una exploración de los tesoros aromáticos de la naturaleza y su potencial para mejorar el bienestar. Comprender los conceptos básicos de la extracción, seleccionar aceites adecuados, explorar diversas aplicaciones y priorizar la seguridad son pasos fundamentales en este viaje aromático. Los aceites esenciales ofrecen un enfoque holístico para el autocuidado, permitiendo a las personas aprovechar el poder terapéutico de las plantas y crear experiencias sensoriales que resuenen con sus preferencias y necesidades únicas. A medida que los principiantes abrazan el arte y la ciencia de la aromaterapia, se abren a un mundo de posibilidades fragantes que van más allá de simples' aromas, fomentando una conexión más profunda con la naturaleza y su innato potencial curativo.

Aceites portadores y su papel

En la aromaterapia y los aceites esenciales, los aceites portadores son fundamentales para crear un conjunto de herramientas completo y práctico. Los aceites esenciales, extractos concentrados de varias partes de las plantas, cuentan con propiedades aromáticas y terapéuticas potentes. Sin embargo, debido a su naturaleza concentrada, los aceites esenciales deben diluirse antes de aplicarse para garantizar un uso seguro y óptimo. Aquí es donde entran en juego los aceites portadores. Los aceites portadores, también conocidos como aceites base o vegetales, sirven como un medio para diluir los aceites esenciales, facilitando su aplicación segura y brindando beneficios adicionales a la piel. Comprender las características, propiedades y usos de diferentes aceites portadores es vital para construir un conjunto completo de aceites esenciales que se adapte a las preferencias individuales y a diversos objetivos de bienestar.

En primer lugar, la elección del aceite portador depende de su uso previsto y del resultado deseado. Aceites portadores populares como el de jojoba, almendra dulce y coco suelen ser preferidos para la dilución general y fines de cuidado de la piel. El aceite de jojoba, obtenido de las semillas de la planta de jojoba, se asemeja de cerca a los aceites naturales producidos por la piel, lo que lo convierte en una excelente elección para el cuidado de la piel. No es grasoso, se absorbe fácilmente y proporciona beneficios hidratantes sin obstruir los poros. El aceite de almendra dulce, extraído de los núcleos de almendra, es rico en vitamina E y tiene una textura ligera, lo que lo hace adecuado para varios tipos de piel. El aceite de coco, elogiado por sus propiedades antimicrobianas y nutritivas, es especialmente beneficioso para la piel seca o irritada.

El aceite de argán, a menudo llamado "oro líquido", es otro aceite portador popular conocido por sus cualidades rejuvenecedoras para la piel. Obtenido de los núcleos del árbol de argán, el aceite de argán es rico en antioxidantes, ácidos grasos esenciales y vitamina E. Es conocido por su capacidad para hidratar, suavizar y mejorar la elasticidad de la piel. La versatilidad del aceite de argán se extiende al cuidado del cabello, donde se puede aplicar para nutrir y controlar el frizz. Su sutil aroma a nuez agrega una dimensión atractiva a las mezclas y lo convierte en una adición valiosa al conjunto de aceites esenciales.

Para las personas con piel sensible o inflamada, las propiedades calmantes del aceite infusionado de caléndula lo convierten en una elección suave y práctica. La caléndula, una flor de color naranja vibrante, es conocida por sus beneficios antiinflamatorios y calmantes para la piel. La caléndula aporta propiedades curativas cuando se infusiona en un aceite portador, lo que lo hace adecuado para tratar irritaciones cutáneas, enrojecimiento y heridas leves. El aceite infusionado de caléndula se elige a menudo como base para mezclas destinadas a promover la recuperación de la piel y aliviar condiciones como la dermatitis o el eczema.

El aceite de semilla de uva, extraído de las semillas de las uvas, es un aceite portador ligero e inodoro conocido por sus propiedades astringentes. Rico en ácido linoleico, un ácido graso omega-6, la piel absorbe rápidamente el aceite de semilla de uva, convirtiéndolo en una elección ideal para masajes y cuidado de la piel. Su cualidad astringente lo hace adecuado para la piel grasa o propensa al acné, ayudando a equilibrar la producción de aceite. El aceite de semilla de uva suele ser preferido como base para mezclas de aceites esenciales destinadas al cuidado facial, contribuyendo a una textura no grasa y de rápida absorción.

El aceite de aguacate es un portador rico y nutritivo para aquellos que buscan una opción ultra hidratante. El aceite de aguacate, prensado de la pulpa de los aguacates, es abundante en grasas monoinsaturadas, vitaminas A, D y E, y ácidos grasos esenciales. Su textura espesa y emoliente es particularmente beneficiosa para la piel seca o madura, proporcionando una hidratación profunda y promoviendo la flexibilidad de la piel. El aceite de aguacate se incluye a menudo en mezclas diseñadas para abordar condiciones de piel seca, apoyar los esfuerzos antienvejecimiento y nutrir el cabello y el cuero cabelludo.

Las características únicas de cada aceite portador contribuyen a la experiencia sensorial general de usar aceites esenciales. El aceite de coco fraccionado, por ejemplo, es una elección popular por su forma líquida y larga vida útil. A menudo se utiliza en mezclas para rollerballs y aceites de masaje, proporcionando una aplicación suave y no grasosa. El aceite de almendra dulce, con su aroma suave y ligeramente dulce, añade una fragancia sutil a las mezclas, mejorando la experiencia olfativa general. A medida que las personas exploran el mundo de los aceites portadores, pueden descubrir preferencias personales basadas en la textura, el aroma y el uso previsto, lo que les permite adaptar su conjunto de aceites esenciales a sus necesidades y preferencias específicas.

El papel de los aceites portadores va más allá de la dilución y el cuidado de la piel; también sirven como transportadores de los aceites esenciales en las prácticas de aromaterapia. Los aceites esenciales son volátiles y se evaporan rápidamente al estar expuestos al aire. Los aceites esenciales se estabilizan al mezclarse con aceites portadores y tienen una presencia aromática más duradera. Esto es especialmente importante en aplicaciones como masajes o al crear mezclas para difusores. El aceite portador actúa como un vehículo, asegurando que las moléculas fragantes de los aceites esenciales se dispersen de manera efectiva, permitiendo que las personas disfruten plenamente de los beneficios terapéuticos de sus combinaciones básicas de aceites elegidos.

Además de su papel como medios de dilución, los aceites portadores aportan sus beneficios únicos. Muchos aceites portadores son ricos en ácidos grasos, vitaminas y antioxidantes, ofreciendo nutrición adicional a la piel. Combinar aceites esenciales y portadores en formulaciones para el cuidado de la piel puede crear efectos sinérgicos, abordando diversas preocupaciones cutáneas. Por ejemplo, una mezcla de aceite esencial de lavanda y aceite de jojoba proporciona un aroma calmante y contribuye a la hidratación y equilibrio de la piel.

Comprender las propiedades individuales de los aceites portadores permite realizar mezclas estratégicas para abordar necesidades específicas de cuidado de la piel. El aceite de semilla de rosa mosqueta, extraído de las semillas de arbustos de rosas silvestres, es conocido por sus propiedades regenerativas. Es rico en vitaminas A y C y ácidos grasos esenciales, lo que lo convierte en una adición valiosa a las mezclas antienvejecimiento y formulaciones que promueven la renovación de la piel. Combinar el aceite de rosa mosqueta con aceites esenciales como el incienso y el geranio puede crear un elixir potente que respalda la elasticidad de la piel y reduce la apariencia de líneas finas y arrugas.

Los aceites portadores también desempeñan un papel crucial en la aplicación segura de los aceites esenciales en la piel. Los aceites esenciales sin diluir pueden resultar irritantes o sensibilizantes, y la dilución adecuada con aceites portadores minimiza el riesgo de reacciones adversas. Las proporciones recomendadas de dilución varían según la edad del individuo, la sensibilidad de la piel y el aceite esencial utilizado. Se aconseja a los principiantes comenzar con proporciones de dilución más bajas y aumentar gradualmente según sea necesario, prestando atención a cómo responde su piel.

En la aromaterapia, los aceites portadores contribuyen a la experiencia sensorial general. La elección del aceite portador puede influir en la velocidad de absorción de los aceites esenciales en la piel, la duración del efecto aromático y la sensación general de la mezcla. Aceites espesos y lujosos como el de aguacate o coco pueden ser preferidos para una experiencia más indulgente e hidratante. En contraste, aceites más ligeros como el de jojoba o el de coco fraccionado pueden ser elegidos para una aplicación rápida y no grasosa.

A medida que las personas construyen su conjunto de aceites esenciales, es beneficioso experimentar con diferentes aceites portadores para encontrar aquellos que se alineen con sus preferencias y resultados deseados. Algunos aceites portadores pueden ser más adecuados para aplicaciones específicas, como sueros faciales, lociones corporales o tratamientos capilares. Al comprender las propiedades únicas de cada aceite portador, las personas pueden adaptar sus mezclas para abordar metas específicas de bienestar y crear una experiencia aromática personalizada que resuene con ellos a un nivel más profundo.

En conclusión, los aceites portadores desempeñan un papel multifacético e integral en los aceites esenciales, sirviendo como medios de dilución y transportadores para la aromaterapia terapéutica. La diversidad de aceites portadores permite a las personas personalizar su conjunto de aceites esenciales, atendiendo a preferencias individuales, necesidades de cuidado de la piel y experiencias aromáticas deseadas. Ya sea explorando las propiedades calmantes del jojoba, los efectos regenerativos del aceite de rosa mosqueta o la sensación ligera del aceite de semilla de uva, el arte de mezclar aceites portadores con aceites esenciales mejora el viaje general del bienestar. A medida que las personas se sumergen en el mundo aromático de los aceites esenciales, la cuidadosa selección y mezcla de aceites portadores contribuyen a un enfoque holístico y personalizado del autocuidado, permitiéndoles aprovechar el potencial curativo de la naturaleza y crear rituales sensoriales que elevan la mente, el cuerpo y el espíritu.

Herramientas y Accesorios para un Uso Seguro

El uso seguro y consciente se vuelve primordial a medida que los aceites esenciales ganan popularidad por sus diversos beneficios terapéuticos y aromáticos. Construir un conjunto completo de aceites esenciales implica seleccionar una variedad de aceites esenciales y aceites portadores, además de adquirir las herramientas y accesorios necesarios para garantizar una aplicación segura y práctica. Desde dispositivos de medición hasta soluciones de almacenamiento, cada accesorio desempeña un papel crucial en mejorar la experiencia general de usar aceites esenciales al priorizar la seguridad y eficacia.

Una herramienta fundamental para aquellos que se adentran en los aceites esenciales es un conjunto de dispositivos de medición. Las mediciones precisas son cruciales al crear mezclas o diluir aceites esenciales para su aplicación tópica. Goteros graduados de vidrio y pipetas se utilizan comúnmente para dispensar de manera precisa los aceites esenciales, permitiendo a los usuarios controlar la cantidad de gotas agregadas a los aceites portadores o mezclas para difusores. Tazas o probetas con marcas claras facilitan mediciones precisas al crear mayores cantidades de mezclas. Estos dispositivos de medición aseguran que los aceites esenciales se apliquen en concentraciones apropiadas, minimizando el riesgo de irritación cutánea y optimizando sus efectos terapéuticos.

Un gráfico o guía de dilución es otro accesorio indispensable para el uso seguro de aceites esenciales. Estos recursos proporcionan proporciones recomendadas de dilución basadas en la edad, la sensibilidad de la piel y el uso previsto del aceite esencial. Los gráficos de dilución ayudan a los usuarios a determinar la cantidad adecuada de aceite portador para mezclar con aceites esenciales, promoviendo una aplicación segura en la piel. Los principiantes, en particular, se benefician al consultar guías de dilución mientras crean mezclas personalizadas para masajes, cuidado de la piel o aromaterapia. Comprender y seguir estas pautas contribuye a una experiencia positiva y segura con aceites esenciales.

En cuanto a la aplicación tópica, los frascos roll-on son herramientas prácticas y convenientes. Estos frascos suelen contar con un aplicador de bola rodante, permitiendo una aplicación fácil y sin desorden de mezclas de aceites esenciales. Los frascos roll-on son populares para crear mezclas de fragancias personales, aplicar aceites esenciales diluidos en puntos de pulso o abordar preocupaciones específicas de la piel. El tamaño compacto y la portabilidad de los frascos roll-on los convierten en un accesorio versátil para la aromaterapia sobre la marcha y aplicaciones específicas, brindando a los usuarios una forma conveniente de incorporar aceites esenciales en sus rutinas diarias.

Un difusor es una herramienta básica en el conjunto de aceites esenciales, sirviendo como una forma segura y eficiente de disfrutar de los beneficios aromáticos de los aceites esenciales. Los difusores dispersan moléculas de aceite esencial en el aire, creando una fina niebla que se puede inhalar para el bienestar respiratorio y emocional. Los difusores ultrasónicos utilizan agua para dispersar los aceites esenciales como una niebla fresca, mientras que los difusores nebulizadores liberan aceite esencial puro directamente en el aire. Los difusores se utilizan comúnmente en hogares, oficinas o espacios de bienestar para crear un ambiente agradable y terapéutico. Benefician significativamente a personas que buscan apoyo respiratorio, relajación o mejora del estado de ánimo a través de la aromaterapia.

Los inhaladores personales o nasales ofrecen una opción discreta y portátil para aquellos que prefieren una experiencia aromática más directa y localizada. Estos pequeños dispositivos suelen contener un tubo con una mecha de algodón empapada en aceites esenciales. Los usuarios pueden inhalar a través del inhalador nasal, lo que les permite disfrutar de los beneficios de los aceites esenciales sin afectar a quienes los rodean. Los inhaladores personales son populares para la aromaterapia instantánea, ofreciendo una forma rápida y conveniente de abordar necesidades específicas de bienestar como el alivio del estrés, la concentración o el apoyo respiratorio.

El almacenamiento adecuado es crucial para garantizar la longevidad y eficacia de los aceites esenciales. Botellas de vidrio de colores oscuros, como ámbar o azul cobalto, protegen los aceites vitales de la exposición a la luz, que puede causar oxidación y degradación de los compuestos aromáticos. Además, sellos herméticos y tapas con cuentagotas evitan que entre aire en la botella, ayudando a preservar la frescura y potencia de los aceites. Los aceites esenciales almacenados adecuadamente pueden mantener sus propiedades terapéuticas durante un período prolongado, garantizando que los usuarios se beneficien de sus experiencias aromáticas.

Las etiquetas y herramientas de etiquetado son esenciales para mantener la organización y claridad en el conjunto de aceites esenciales. Botellas claramente etiquetadas ayudan a los usuarios a identificar y diferenciar entre diferentes aceites esenciales y mezclas, evitando la confusión y garantizando una aplicación precisa. Herramientas de etiquetado como etiquetas impermeables, marcadores o máquinas de etiquetado son valiosas para crear etiquetas profesionales y duraderas que resisten la exposición a los aceites y la humedad. Un etiquetado adecuado mejora el atractivo visual de la colección de aceites esenciales y contribuye a un sistema de almacenamiento seguro y organizado.

Al usar aceites esenciales para masajes o aplicación tópica, elegir las herramientas adecuadas puede mejorar la experiencia general. Herramientas de masaje, como rollerballs o varitas de masaje, facilitan la aplicación de aceites esenciales con un toque suave y controlado. Estas herramientas son útiles para automasajes o masajes específicos en áreas corporales particulares. Incorporar herramientas de masaje en el conjunto de aceites esenciales mejora el aspecto táctil de la aromaterapia, fomentando la relajación y brindando una experiencia rica en sensaciones.

Las consideraciones de seguridad se extienden más allá de la aplicación de aceites esenciales hasta su manejo y eliminación adecuados. Los aceites esenciales pueden ser potentes y pueden causar irritación o sensibilización de la piel si se usan incorrectamente. Guantes hechos de materiales resistentes a los aceites esenciales, como nitrilo o neopreno, protegen la piel durante la mezcla y dilución. Un juego dedicado de utensilios, como varillas de agitación de vidrio o cucharas de acero inoxidable, ayuda a prevenir la contaminación cruzada al trabajar con varios aceites esenciales. Seguir prácticas seguras de manejo asegura que los usuarios puedan disfrutar plenamente de los beneficios de los aceites esenciales sin comprometer su bienestar.

Los recursos educativos, como libros, guías de referencia y cursos en línea, son herramientas indispensables para aquellos que buscan profundizar su comprensión de los aceites esenciales. Las guías exhaustivas proporcionan información sobre las propiedades, usos y consideraciones de seguridad de varios aceites esenciales, capacitando a los usuarios para tomar decisiones informadas en sus prácticas de aromaterapia. Los cursos y talleres en línea ofrecen experiencias de aprendizaje interactivas, permitiendo a las personas adentrarse en temas específicos, como técnicas de mezcla, aromaterapia para problemas de salud particulares o aplicaciones avanzadas de aceites esenciales. El acceso a recursos educativos confiables contribuye al desarrollo de un enfoque bien informado y seguro para usar aceites esenciales de manera efectiva.

A medida que las personas construyen su conjunto de aceites esenciales, invertir en herramientas y accesorios de calidad que se alineen con sus necesidades y preferencias específicas es fundamental. Aunque hay una amplia gama de accesorios disponibles, los usuarios pueden personalizar su conjunto de herramientas para incluir aquellas que mejoren sus aplicaciones elegidas y experiencias deseadas. Ya sea creando mezclas personalizadas, difundiendo aromas o incorporando aceites esenciales en rituales diarios de autocuidado, las herramientas adecuadas contribuyen a un viaje fluido y placentero en el mundo de los aceites esenciales.

En conclusión, las herramientas y accesorios son componentes indispensables de un conjunto de aceites esenciales completo, mejorando la seguridad, conveniencia y efectividad del uso de los aceites esenciales. Dispositivos de medición, gráficos de dilución y herramientas de etiquetado preciso contribuyen a la precisión y organización de las prácticas de mezcla. Difusores, inhaladores y soluciones de almacenamiento se adaptan a diversas preferencias y aplicaciones, permitiendo a las personas disfrutar de los beneficios aromáticos de los aceites esenciales en diversos entornos.

A medida que los usuarios exploran el mundo multifacético de los aceites esenciales, la cuidadosa selección y utilización de herramientas y accesorios contribuyen a una experiencia holística y enriquecedora, asegurando que el viaje hacia la aromaterapia sea placentero pero también seguro e informado.

CAPÍTULO III

Aromaterapia: Perfumar tu Espacio para el Bienestar

Creando un Ambiente Relajante

Crear un ambiente relajante mediante la aromaterapia es una práctica centenaria que aprovecha el poder terapéutico de los aceites esenciales para promover la tranquilidad, reducir el estrés y mejorar el bienestar general. La aromaterapia, derivada de la antigua sabiduría de la curación basada en plantas, ofrece un viaje sensorial que involucra al sistema olfativo y a la mente. El uso deliberado de aceites esenciales extraídos de diversas partes de las plantas introduce una sinfonía de fragancias que puede transformar cualquier espacio en un santuario de calma y rejuvenecimiento. Este ensayo explora el arte y la ciencia de utilizar la aromaterapia para crear un ambiente relajante, profundizando en la selección de aceites esenciales, métodos de aplicación y el impacto en la mente y el cuerpo.

La cuidadosa elección de aceites esenciales es fundamental para crear un ambiente relajante. Cada aceite esencial tiene un aroma distintivo y propiedades terapéuticas únicas que contribuyen a la ambientación general. La lavanda, con sus notas dulces y florales, es conocida por sus efectos calmantes, convirtiéndola en una elección clásica para la relajación. Se ha demostrado que el aroma de la lavanda reduce la ansiedad y promueve un mejor sueño, convirtiéndola en una opción versátil y popular para crear un entorno sereno. La manzanilla, con su fragancia suave y reconfortante, es otra excelente opción, conocida por su capacidad para inducir la relajación y aliviar la tensión. Con su aroma cítrico y estimulante, el bergamota agrega un toque de frescura a la mezcla al tiempo que promueve un estado de ánimo positivo.

La aplicación de aceites esenciales es igualmente crucial para crear un ambiente relajante. Los difusores son una de las herramientas más populares y efectivas para dispersar aceites esenciales en el aire. Estos dispositivos descomponen los aceites esenciales en partículas finas, creando una delicada niebla que impregna el espacio. Los difusores ultrasónicos, en particular, utilizan agua para dispersar los aceites como una niebla fresca, manteniendo la integridad de las propiedades terapéuticas de los aceites. Los difusores dispersan el aroma y humidifican el aire, contribuyendo a un ambiente cómodo y acogedor. El suave zumbido del difusor y la difusión gradual de las moléculas aromáticas trabajan sinérgicamente para establecer una experiencia aromática continua e inmersiva.

Otro método efectivo de aromaterapia es el uso de velas infusionadas con aceites esenciales. Las velas de aromaterapia, elaboradas con ceras naturales y aceites esenciales, proporcionan un resplandor cálido y ambiental mientras liberan sutiles fragancias en el aire al quemarse. La combinación de la luz parpadeante de la vela y el aroma terapéutico crea un espacio acogedor e invitador, perfecto para relajarse después de un largo día. Las velas de soja, en particular, son una elección popular para la aromaterapia, ya que arden limpiamente y permiten que todo el espectro aromático de los aceites esenciales se libere gradualmente.

Los inhaladores personales o joyería difusora se pueden emplear para una experiencia aromática más directa e inmediata. Los inhaladores personales, pequeños tubos que contienen una mecha de algodón empapada en aceites esenciales, permiten a las personas inhalar el aroma directamente. Este método discreto y portátil lo hace adecuado para crear un ambiente relajante. La joyería difusora, como collares o pulseras con almohadillas absorbentes, proporciona una forma elegante de llevar aromas relajantes a lo largo del día, permitiendo a las personas disfrutar de los efectos calmantes de los aceites esenciales donde quiera que estén.

Además de los métodos de inhalación, la aplicación tópica puede crear un ambiente relajante. El masaje de aromaterapia, que utiliza aceites esenciales diluidos en la piel, combina los beneficios del tacto con los efectos terapéuticos del aroma. Aceites esenciales como el de jojoba o almendra dulce se pueden agregar a aceites portadores para obtener una experiencia de masaje relajante e hidratante. Este método de aplicación contribuye a la relajación general del cuerpo y permite que la piel absorba las propiedades beneficiosas de los aceites esenciales, mejorando la experiencia holística del bienestar.

Los baños de aromaterapia ofrecen otra vía para crear un ambiente tranquilo. Agregar unas gotas de aceites esenciales a un baño caliente crea un refugio sensorial que promueve la relajación y el alivio del estrés. El vapor del baño lleva las moléculas aromáticas, permitiendo que las personas inhalen los aromas relajantes mientras la piel absorbe los aceites. Elecciones populares para la aromaterapia de baño incluyen Lavanda por sus efectos calmantes, Eucalipto para el apoyo respiratorio y Ylang Ylang por sus notas florales y exóticas. El ritual de un baño de aromaterapia se convierte en una práctica terapéutica de autocuidado, invitando a las personas a sumergirse en un momento de serenidad.

Más allá de la experiencia sensorial inmediata, el impacto de la aromaterapia en la mente y el cuerpo contribuye significativamente a crear un ambiente relajante. El sistema olfativo, responsable del sentido del olfato, está intrincadamente vinculado al sistema límbico en el cerebro, que regula las emociones, recuerdos y respuestas al estrés. Cuando se inhalan aceites esenciales, sus moléculas aromáticas estimulan los receptores olfativos, enviando señales al sistema límbico e influyendo en las respuestas emocionales y fisiológicas. Esta conexión directa entre el aroma y el cerebro sienta las bases para el potencial terapéutico de la aromaterapia en la inducción de la relajación.

Estudios han demostrado que ciertos aceites esenciales tienen efectos medibles en parámetros fisiológicos asociados con la relajación. La inhalación del aceite esencial de lavanda, por ejemplo, ha demostrado reducir la frecuencia cardíaca, la presión arterial y los niveles de cortisol, todos indicadores de la respuesta al estrés del cuerpo. Las propiedades calmantes y relajantes de la lavanda la convierten en una aliada poderosa para promover la relajación y crear un ambiente apacible. De manera similar, el aroma de la manzanilla se ha vinculado con niveles reducidos de ansiedad y mejoras en el estado de ánimo, convirtiéndola en una elección práctica para inducir una sensación de tranquilidad.

El impacto de la aromaterapia en las emociones se extiende a su papel en la mejora de la calidad del sueño. Crear un ambiente relajante en la habitación con aceites esenciales calmantes puede contribuir a una noche de sueño reparador. Aceites esenciales como lavanda, manzanilla y bergamota se han estudiado por sus efectos inductores del sueño. Difundir estos aceites en la habitación o añadir algunas gotas a una almohada crea un entorno propicio para el sueño, ayudando a las personas a relajarse y pasar a un estado más tranquilo antes de acostarse. El enfoque suave y natural de la aromaterapia se alinea con prácticas saludables de higiene del sueño, ofreciendo una alternativa a los medicamentos para dormir.

Además de sus efectos en la mente, la aromaterapia puede tener beneficios físicos que contribuyen a la relajación general del cuerpo. Los aceites esenciales con propiedades antiinflamatorias, analgésicas y relajantes musculares se pueden incorporar a aceites de masaje o mezclas tópicas para abordar la tensión y el malestar. Aceites como menta, eucalipto o incienso son conocidos por su potencial para aliviar la tensión muscular y calmar dolores. La combinación de masajes táctiles y la liberación aromática de aceites esenciales crea una experiencia holística y terapéutica, promoviendo la relajación física y mental.

Es importante tener en cuenta que la eficacia de la aromaterapia para crear un ambiente relajante es subjetiva y varía de una persona a otra. Las preferencias individuales, sensibilidades y experiencias con aromas específicos contribuyen a la percepción general del aroma. Por lo tanto, seleccionar aceites esenciales para la relajación es un viaje personal, permitiendo a las personas explorar y descubrir los aromas que resuenan con ellos y contribuyen a su único sentido de tranquilidad.

En conclusión, crear un ambiente relajante mediante la aromaterapia es una mezcla armoniosa de arte y ciencia, combinando la selección de aceites esenciales, métodos de aplicación reflexivos y una comprensión de la conexión mente-cuerpo. Los beneficios terapéuticos de la aromaterapia se extienden más allá de la experiencia sensorial inmediata para influir en las emociones, las respuestas al estrés e incluso los patrones de sueño. A medida que las personas exploran el mundo del bienestar aromático, el uso intencional de aceites esenciales se convierte en una herramienta poderosa para mejorar la relajación, fomentar una sensación de tranquilidad y crear momentos de rejuvenecimiento en medio de las demandas de la vida. Ya sea a través de difusores, velas, aceites de masaje o inhaladores personales, la aromaterapia proporciona un medio versátil y accesible para incorporar la esencia curativa de las plantas en los rituales diarios, invitando a las personas a detenerse, respirar e sumergirse en el abrazo calmante de los tesoros aromáticos de la naturaleza.

Difusores de Aceites Esenciales y Cómo Usarlos

Los difusores de aceites esenciales son herramientas populares y versátiles que llevan los beneficios terapéuticos de la aromaterapia a hogares, oficinas y espacios de bienestar. Estos dispositivos ofrecen una forma conveniente y eficiente de dispersar las moléculas aromáticas de los aceites esenciales en el aire, creando un ambiente fragante y terapéutico. Comprender los diferentes tipos de difusores de aceites esenciales y cómo usarlos de manera óptima mejora la experiencia general de la aromaterapia. Ya sea a través de difusores ultrasónicos, nebulizadores, de calor o evaporativos, cada método tiene características, beneficios y consideraciones únicas que crean un ambiente cautivador y relajante.

El difusor ultrasónico es uno de los tipos más prevalentes de difusores de aceites esenciales. Esta opción popular utiliza vibraciones ultrasónicas para descomponer una mezcla de agua y aceites esenciales en partículas finas, liberando una niebla fresca en el aire. Los difusores ultrasónicos ofrecen los beneficios duales de humidificar el aire circundante mientras dispersan los compuestos aromáticos de los aceites esenciales. Por lo general, están equipados con ajustes ajustables, lo que permite a los usuarios controlar la intensidad y duración de la difusión. Los difusores ultrasónicos son fáciles de usar, fáciles de limpiar y a menudo cuentan con características adicionales como luces LED para agregar ambiente. Para usar un difusor ultrasónico, llene el depósito de agua, agregue algunas gotas del aceite esencial o mezcla elegida y encienda el dispositivo para una experiencia de difusión suave y continua.

Los nebulizadores representan un método más directo y potente de difusión de aceites esenciales. Estos dispositivos no utilizan agua ni calor, sino que hacen circular aire a través de una cámara de vidrio, creando un vacío que extrae el aceite necesario directamente de un depósito. La fina niebla resultante de aceite esencial sin diluir se libera en el aire, proporcionando una experiencia aromática concentrada y potente. Los nebulizadores son apreciados por mantener la pureza y propiedades terapéuticas de los aceites esenciales sin alterar su composición. A menudo se eligen para aplicaciones terapéuticas donde se desea una difusión más intensa e inmediata. El uso de un nebulizador implica acoplar directamente el frasco de aceite esencial al dispositivo, controlar la salida con ajustes ajustables y disfrutar del aroma no diluido y completo que llena el espacio.

Como sugiere el nombre, los difusores de calor utilizan calor para evaporar los aceites esenciales y dispersar su fragancia. Estos difusores a menudo se presentan en diversas formas, como eléctricos, con velas o difusores cerámicos pasivos. Los difusores de calor eléctricos suelen tener un compartimento pequeño donde se colocan los aceites esenciales, y un elemento calefactor libera el aroma en el aire. Los difusores de calor con velas utilizan el calor generado por una vela para evaporar los aceites esenciales. Los difusores cerámicos pasivos son porosos y absorbentes, permitiendo que los aceites esenciales se evaporen lentamente en el aire circundante. Si bien los difusores de calor son fáciles de usar y asequibles, pueden alterar la composición química de los aceites esenciales debido a la aplicación de calor. Los usuarios deben controlar la duración de la difusión para evitar una exposición excesiva y garantizar una experiencia aromática equilibrada.

Los difusores evaporativos dependen del flujo de aire para dispersar los aceites esenciales en el entorno. Estos difusores suelen constar de una almohadilla o filtro que absorbe los aceites esenciales y un ventilador u otro mecanismo que mueve el aire y libera el aroma en el ambiente. Los difusores para automóviles, inhaladores personales y ciertos tipos de joyería entran en la categoría de difusores evaporativos. Un pequeño ventilador dispersa el aceite esencial de una almohadilla en los difusores para automóviles, proporcionando un aroma refrescante durante los viajes. Los inhaladores personales son dispositivos compactos con una mecha absorbente que los usuarios pueden inhalar directamente. La joyería difusora, como collares o pulseras, suele tener un material poroso que retiene los aceites esenciales, permitiendo que las personas disfruten de los aromas durante todo el día. Los difusores evaporativos son prácticos y portátiles, lo que los hace adecuados para diversos entornos y aplicaciones.

Para optimizar el uso de los difusores de aceites esenciales, varias consideraciones y mejores prácticas pueden mejorar la experiencia general. En primer lugar, elegir los aceites esenciales adecuados para el efecto deseado es fundamental. Diferentes aceites esenciales ofrecen diversos beneficios terapéuticos, y seleccionar aceites que se alineen con el propósito previsto, ya sea relajación, concentración o apoyo respiratorio, garantiza una experiencia de aromaterapia más efectiva. Comprender las proporciones recomendadas de dilución para métodos específicos de difusión ayuda a mantener la seguridad y prevenir posibles sensibilidades. Diluir los aceites esenciales, especialmente al usar difusores nebulizadores o ultrasónicos, asegura una difusión equilibrada y agradable sin abrumar los sentidos.

Mantener la limpieza y la higiene adecuada de los difusores es crucial tanto para la eficacia como para la seguridad. La limpieza regular evita la acumulación de residuos de aceites, previniendo la contaminación cruzada y asegurando que el difusor funcione de manera óptima. Dependiendo del tipo de difusor, los métodos de limpieza pueden incluir limpiar las superficies, vaciar y enjuagar los depósitos de agua o utilizar soluciones de limpieza específicas recomendadas por el fabricante. Un mantenimiento diligente no solo prolonga la vida útil del difusor, sino que también asegura que la experiencia de aromaterapia permanezca pura y sin contaminación por residuos acumulados.

Comprender la importancia de la ubicación del difusor contribuye a la distribución efectiva de los aromas en todo el espacio. Colocar el difusor en una ubicación central permite que la niebla o el vapor se dispersen de manera uniforme, creando un ambiente consistente y envolvente. También es esencial tener en cuenta el tamaño de la habitación, ya que espacios más grandes pueden requerir más de un difusor para lograr el efecto aromático deseado. Experimentar con la duración de las sesiones de difusión permite a los usuarios adaptar la experiencia a sus preferencias, ya sea que busquen una breve explosión de aroma o una difusión más prolongada para un ambiente extendido.

Considerar las características únicas de cada tipo de difusor informa la elección del dispositivo según preferencias y necesidades específicas. Los difusores nebulizadores son ideales para fines terapéuticos, mientras que los difusores ultrasónicos son adecuados para la relajación diaria. Los difusores de calor pueden ser preferibles en climas más fríos, ofreciendo una calidez reconfortante junto con el aroma. Los difusores evaporativos brindan conveniencia y personalización para uso sobre la marcha. La variedad de opciones de difusores capacita a los usuarios para diseñar su experiencia de aromaterapia según preferencias personales y el impacto deseado en el estado de ánimo y el bienestar.

En conclusión, los difusores de aceites esenciales sirven como herramientas indispensables en la aromaterapia, ofreciendo una variedad de opciones para satisfacer diversas preferencias y aplicaciones. Ya sea a través de la suave neblina de los difusores ultrasónicos, la liberación concentrada de los difusores nebulizadores, la calidez reconfortante de los difusores de calor o la portabilidad de los difusores evaporativos, cada método proporciona una forma única de disfrutar de los beneficios terapéuticos de los aceites esenciales. Al comprender las características de los diferentes difusores y adoptar buenas prácticas, las personas pueden aprovechar el poder de la aromaterapia para crear ambientes acogedores y relajantes, fomentando la relajación, la atención plena y una mayor sensación de bienestar.

Mezcla de Aceites para Diversos Estados de Ánimo

Mezclar aceites esenciales para diversos estados de ánimo es un aspecto cautivador de la aromaterapia, permitiendo a las personas crear experiencias aromáticas personalizadas que se alinean con sus emociones, intenciones y objetivos de bienestar. Los aceites esenciales, derivados de los compuestos aromáticos de las plantas, poseen fragancias únicas y propiedades terapéuticas que pueden influir en el estado de ánimo y las emociones. El proceso de mezclar aceites implica combinar diferentes aceites esenciales para crear composiciones aromáticas armoniosas que evocan sentimientos específicos o abordan estados mentales particulares. Ya sea buscando relajación, vitalidad o equilibrio emocional, la combinación cuidadosa de aceites esenciales abre una puerta sensorial para mejorar el paisaje dinámico de uno y promover el bienestar holístico.

Crear una mezcla que induzca a la relajación es un aspecto popular y apreciado de la aromaterapia. Las propiedades calmantes de aceites esenciales como Lavanda, Manzanilla y Salvia Esclareia los convierten en elementos esenciales en las mezclas para la relajación. Con su aroma dulce y floral, la lavanda es conocida por su capacidad para calmar el sistema nervioso y promover una sensación de tranquilidad. Con su aroma suave y herbal, la manzanilla complementa la lavanda, ofreciendo efectos calmantes adicionales y promoviendo un ambiente tranquilo. Con sus notas terrosas y ligeramente afrutadas, la Salvia Esclareia contribuye a la relajación al aliviar la tensión y el estrés. Combinar estos aceites en una mezcla equilibrada crea una aroma encantador y proporciona una herramienta poderosa para relajarse, desconectar después de un largo día o prepararse para un sueño reparador.

En contraste, las mezclas diseñadas para estimular y proporcionar energía a menudo incluyen aceites esenciales cítricos y mentolados que despiertan los sentidos y elevan el ánimo. Aceites cítricos como el de pomelo, limón y naranja son conocidos por sus aromas brillantes y refrescantes, promoviendo vitalidad y optimismo. Estos aceites se incluyen a menudo en mezclas por su capacidad para elevar el espíritu y crear una atmósfera refrescante. Con su aroma tranquilo y mentolado, la menta añade un elemento estimulante a la mezcla, despertando la mente y promoviendo la alerta. Con su aroma crujiente y energizante, el eucalipto también puede incorporarse por sus propiedades terapéuticas. Mezclar estos aceites en diversas combinaciones crea un aroma dinámico y estimulante que se puede difundir, aplicar tópicamente o inhalar para obtener un impulso de energía rápido.

El equilibrio emocional es un tema central en la aromaterapia, y las mezclas de aceites esenciales diseñadas con este propósito a menudo incluyen una variedad de aceites con propiedades de enraizamiento, armonización y estabilización del estado de ánimo. El aroma rico y resinoso del incienso es venerado por su capacidad para promover el equilibrio emocional y una sensación de conexión espiritual. La lavanda, además de sus propiedades relajantes, contribuye a la estabilidad emocional y la calma. Con su aroma floral y equilibrante, el geranio se usa a menudo para aliviar el estrés y apoyar el bienestar emocional. Con sus notas cítricas y estimulantes, la bergamota agrega un toque de luminosidad a la mezcla, mejorando la experiencia general. Combinar estos aceites en una mezcla bien equilibrada crea un efecto sinérgico que fomenta el equilibrio emocional, brindando apoyo durante el estrés, la incertidumbre o las fluctuaciones emocionales.

Las mezclas para la concentración y el enfoque son valoradas en la aromaterapia, especialmente en situaciones que requieren claridad mental y rendimiento cognitivo. Los aceites esenciales para mejorar la alerta mental y la concentración incluyen romero, menta y limón. Con su aroma herbáceo e vigorizante, el romero ha estado tradicionalmente asociado con la mejora de la memoria y la claridad mental. Además de sus propiedades energizantes, la menta estimula el enfoque mental y la atención. Con su aroma brillante y cítrico, el limón es conocido por su efecto refrescante en la mente, promoviendo la claridad mental y la concentración. Estos aceites se pueden mezclar en diversas proporciones para crear una mezcla que respalde la función cognitiva y ayude a mantener el enfoque durante el trabajo, el estudio o cualquier tarea mentalmente exigente.

La mezcla de aceites esenciales para el alivio del estrés es una práctica común y apreciada en la aromaterapia. Las mezclas para alivio del estrés suelen incluir aceites con propiedades calmantes, enraizantes y que reducen la tensión. Una vez más, la lavanda ocupa un lugar destacado por sus efectos calmantes y versátiles en la mente y el cuerpo. Con su aroma dulce y parecido al de la manzana, la manzanilla romana es conocida por su capacidad para aliviar el estrés y la tensión. El ylang-ylang, con su aroma exótico y floral, añade un toque de indulgencia a la mezcla al tiempo que promueve la relajación y el equilibrio emocional. Con sus notas terrosas y enraizantes, el vetiver tiene un efecto centrante que ayuda a reducir el estrés y la agitación emocional. Combinar estos aceites en una mezcla para alivio del estrés crea un oasis reconfortante y aromático, proporcionando a las personas una herramienta para enfrentar momentos desafiantes y fomentar la paz interior.

La mezcla de aceites para el sueño y la relajación es un aspecto apreciado de la aromaterapia, ofreciendo a las personas una forma natural y calmante de relajarse y prepararse para un sueño reparador. La lavanda, una vez más, desempeña un papel central en las mezclas para el sueño gracias a su capacidad para calmar el sistema nervioso y promover la relajación. La manzanilla romana, con su aroma suave y reconfortante, mejora los efectos sedantes de la mezcla, contribuyendo a un ambiente tranquilo. La mejorana dulce, conocida por su aroma cálido y herbáceo, se incluye a menudo por sus propiedades relajantes y reconfortantes. Con sus notas amaderadas y enraizantes, el cedro complementa la mezcla proporcionando una sensación de estabilidad y apoyo para una relajación profunda. Mezclar estos aceites en una combinación para promover el sueño crea un ritual nocturno que señala al cuerpo y la mente que es hora de relajarse, fomentando una noche de sueño reparador y rejuvenecedor.

Mezclar aceites esenciales para diferentes estados de ánimo implica comprender las propiedades de cada aceite y apreciar las sinergias que se pueden crear mediante combinaciones reflexivas. Es fundamental considerar las notas principales, medias y de base de cada aceite para asegurar una mezcla equilibrada y armoniosa. Las notas superiores, como los aceites cítricos, son ligeras y estimulantes, proporcionando un estallido inicial de aroma. Las notas medias, que incluyen aceites florales y herbales, contribuyen al cuerpo de la mezcla, dando complejidad y plenitud. Al igual que la madera y las resinas, las notas de base añaden profundidad y longevidad a la mezcla, anclando el aroma general. Las personas pueden crear mezclas que se desenvuelven con el tiempo combinando aceites de diferentes categorías, ofreciendo una experiencia aromática dinámica y evolutiva.

Establecer un objetivo claro o un estado de ánimo deseado para la mezcla es útil antes de mezclar los aceites. La selección de aceites esenciales para la mezcla se guía por un propósito específico: desde la reducción del estrés hasta la promoción del sueño, el equilibrio emocional, la relajación, la vigorización o la concentración. Desarrollar una mezcla que te hable personalmente también requiere considerar tus gustos y reacciones únicas a otros olores. Ciertas fragancias pueden tener un efecto tranquilizador o estimulante en ciertas personas, mientras que los elementos terrosos o florales atraen a otros. Las personas pueden descubrir sus gustos olfativos y crear mezclas que se adapten a sus necesidades y preferencias al probar y explorar diferentes combinaciones.

Al mezclar aceites, comenzar con un lote pequeño y experimentar con diferentes proporciones es esencial para lograr el equilibrio deseado. Llevar un registro de los ingredientes y proporciones utilizados en cada mezcla permite a las personas replicar combinaciones exitosas y perfeccionar sus habilidades de mezcla con el tiempo. Además, prestar atención a la progresión aromática de la mezcla a medida que se desenvuelve con el tiempo ayuda a comprender cómo cada aceite contribuye a la experiencia general. Esta exploración sensorial agrega un elemento de creatividad y atención plena al proceso de mezcla, permitiendo a las personas cultivar una conexión más profunda con los aceites y sus cualidades únicas.

Se pueden emplear varios métodos para mezclar aceites esenciales, dependiendo de las preferencias personales y la aplicación prevista. Un enfoque sencillo es el método gota a gota, donde los aceites esenciales se añaden directamente a un difusor u aceite portador, creando una mezcla en tiempo real. Este método permite ajustes inmediatos en la composición de la mezcla según las preferencias individuales y la experiencia sensorial. Otro enfoque implica premezclar aceites esenciales en un recipiente separado y permitir que la mezcla madure con el tiempo. Este proceso de envejecimiento permite que las moléculas aromáticas de los aceites se fusionen y armonicen, dando como resultado una mezcla más fluida e integrada. Ya sea mezclando en lotes pequeños para uso inmediato o preparando cantidades mayores para uso futuro, la clave es abordar el proceso con intención, creatividad y apertura a la naturaleza dinámica de la aromaterapia.

Una vez creada una mezcla, existen diversas formas de incorporarla a la vida diaria. Difundir la mezcla utilizando un difusor ultrasónico o nebulizador permite que las moléculas aromáticas impregnen el aire, creando una atmósfera inmersiva y terapéutica. Para una experiencia más directa, la mezcla se puede aplicar tópicamente después de diluirla con un aceite portador, permitiendo que las personas disfruten del aroma mientras interactúa con su piel. Los aceites de masaje, las lociones corporales o los bálsamos impregnados con la mezcla ofrecen una experiencia táctil y aromática que mejora la relajación o el bienestar emocional. Unas gotas de la mezcla añadidas a un baño tibio crean un remojo lujoso y aromático, promoviendo una sensación holística de tranquilidad. Inhaladores personales o joyería difusora proporcionan una opción portátil para que las personas lleven consigo la mezcla y disfruten de sus beneficios a lo largo del día.

En conclusión, la mezcla de aceites esenciales para diferentes estados de ánimo es una práctica creativa y empoderadora que añade profundidad y personalización al mundo de la aromaterapia. La amplia gama de aceites esenciales, cada uno con su aroma único y propiedades terapéuticas, ofrece posibilidades infinitas para crear mezclas que se adapten a emociones específicas, intenciones y objetivos de bienestar. Ya sea buscando relajación, vigorización, equilibrio emocional, concentración, alivio del estrés o promoción del sueño, las personas pueden embarcarse en un viaje sensorial de autodescubrimiento a través de la mezcla. La selección, combinación y experiencia de diferentes aceites esenciales se convierte en una exploración dinámica y placentera, invitando a las personas a sumergirse en el rico tapiz de los tesoros aromáticos de la naturaleza para mejorar su paisaje emocional y crear momentos de dicha aromática en su vida cotidiana.

CAPÍTULO IV

Aplicaciones Tópicas para el Bienestar Cotidiano

Prácticas Seguras de Dilución

Las prácticas seguras de dilución en aromaterapia son fundamentales para garantizar que las personas puedan disfrutar de los beneficios terapéuticos de los aceites esenciales sin comprometer su bienestar. Los aceites esenciales, extractos concentrados de plantas aromáticas, poseen propiedades potentes que pueden afectar la piel, y la dilución es crucial para minimizar el riesgo de reacciones adversas. El proceso implica mezclar los aceites esenciales con un aceite portador para reducir su concentración antes de aplicarlos en la piel. Las prácticas seguras de dilución consideran factores como la sensibilidad de la piel, la edad y el uso previsto de la mezcla de aceites esenciales. Al adherirse a las proporciones de dilución recomendadas y seguir pautas específicas, las personas pueden aprovechar de manera efectiva y responsable el poder de los aceites esenciales.

Uno de los principios fundamentales en las prácticas seguras de dilución es reconocer la potencia de los aceites esenciales. Estos extractos concentrados contienen compuestos volátiles que contribuyen a sus aromas característicos y propiedades terapéuticas. Aunque esta potencia es un aspecto crucial de su eficacia, también destaca la necesidad de dilución para prevenir la irritación de la piel, la sensibilización o reacciones adversas. Los aceites esenciales son altamente concentrados, y su aplicación en forma no diluida en la piel puede provocar reacciones que van desde irritación leve hasta sensibilización severa. La dilución proporciona una forma controlada y segura de incorporar los aceites esenciales en aplicaciones tópicas, permitiendo a los usuarios experimentar sus beneficios sin el riesgo de incomodidades en la piel.

El concepto de proporciones de dilución sirve como guía para determinar la cantidad apropiada de aceite esencial que se debe mezclar con el aceite portador. Las proporciones de dilución se expresan típicamente como el número de gotas de aceite esencial por onza de aceite portador. Las proporciones comunes de dilución van desde el 1% hasta el 5%, siendo el 1% una dilución más baja adecuada para uso facial y diario, y el 5% para aplicaciones específicas como masajes o tratamientos dirigidos. Por ejemplo, una dilución del 1% implica agregar una gota de aceite esencial a una cucharadita de aceite portador. En comparación, una dilución del 5% implica agregar cinco gotas de aceite esencial a una cucharadita de aceite portador. Estas proporciones pueden ajustarse según factores individuales, como la sensibilidad de la piel y los aceites esenciales utilizados. Comprender la sensibilidad de la piel es crucial para determinar la proporción de dilución adecuada para cada persona. Los tipos de piel varían; algunas personas pueden tener la piel más sensible que otras. Factores como la edad, la salud general y condiciones cutáneas preexistentes también influyen en la sensibilidad de la piel. Las proporciones de dilución están diseñadas para acomodar estas diferencias y ofrecer un enfoque seguro y personalizado para el uso de aceites esenciales en la piel. Se recomienda una proporción de dilución más baja para las personas con piel sensible para minimizar el riesgo de irritación. Probar una pequeña cantidad de la mezcla diluida en una pequeña área de la piel antes de su aplicación generalizada ayuda a identificar posibles reacciones adversas y garantiza una experiencia segura y positiva.

La edad es otro factor significativo que influye en las prácticas de dilución, especialmente al usar aceites esenciales en bebés, niños o personas mayores. La naturaleza delicada de la piel de un bebé requiere un mayor grado de precaución, y los aceites esenciales deben usarse con moderación y en diluciones muy bajas. Una dilución del 0,1% al 0,25% generalmente se considera segura para los bebés, lo que se traduce en una a dos gotas de aceite esencial por onza de aceite portador. Dependiendo de factores individuales, los niños y las personas mayores pueden tolerar proporciones de dilución ligeramente más altas, como del 1% al 2%. Seguir estas pautas de dilución asegura que se puedan aprovechar de manera segura los beneficios terapéuticos de los aceites esenciales en diferentes grupos de edad.

El uso previsto de la mezcla de aceites esenciales también influye en la elección de la proporción de dilución. Diferentes aplicaciones, como masajes, cuidado de la piel o tratamientos específicos, pueden requerir concentraciones variables de aceites esenciales. Las mezclas para masajes, por ejemplo, a menudo utilizan una proporción de dilución más alta, típicamente en el rango del 2% al 5%, para adaptarse a la mayor superficie corporal y al contacto prolongado con la piel. Por otro lado, los sueros faciales o formulaciones para el cuidado de la piel pueden beneficiarse de una proporción de dilución más baja, como del 1% o menos, para abordar la sensibilidad de la piel facial. Comprender el propósito de la mezcla de aceites esenciales permite a las personas adaptar la dilución para satisfacer necesidades específicas y optimizar los efectos terapéuticos.

Los aceites vehiculares juegan un papel crucial en la dilución, sirviendo como un medio para dispersar los aceites esenciales en la piel. Los aceites vehiculares suelen ser aceites vegetales prensados en frío, como el de jojoba, almendra dulce, coco o de semilla de uva, conocidos por sus propiedades nutritivas y emolientes. Al seleccionar un aceite vehicular, es esencial considerar factores como el tipo de piel, la velocidad de absorción y posibles reacciones alérgicas. La elección del aceite vehicular también puede influir en la experiencia sensorial general de la mezcla de aceites esenciales, ya que cada aceite vehicular tiene su textura y aroma únicos. Experimentar con diferentes aceites vehiculares permite a las personas encontrar el que mejor se adapte a su piel y mejore la aplicación de los aceites esenciales.

Los aceites vehiculares comúnmente utilizados en aromaterapia ofrecen una variedad de propiedades para satisfacer diversos tipos de piel y preferencias. El aceite de jojoba, valorado por su similitud con el sebo natural de la piel, es adecuado para la mayoría de los tipos de piel y se absorbe rápidamente sin dejar un residuo graso. El aceite de almendra dulce, con su naturaleza suave y versátil, es bien tolerado por la piel sensible y proporciona una base neutral para las mezclas de aceites esenciales. El aceite de coco, conocido por sus propiedades hidratantes, es sólido a temperatura ambiente pero se derrite al entrar en contacto con la piel. El aceite de semilla de uva, ligero y de fácil absorción, es adecuado para personas con piel grasa o propensa al acné. La selección del aceite vehicular puede basarse en preferencias personales, necesidades de la piel y la experiencia sensorial deseada.

Una vez elegidos los aceites esenciales y vehiculares, el proceso de dilución combina ambos componentes en la proporción adecuada. Se recomienda usar una botella de vidrio ámbar u oscuro para almacenar la mezcla, ya que protege los aceites de la exposición a la luz y ayuda a preservar su potencia. Para lograr la dilución deseada, las personas pueden usar un cuentagotas o una pipeta para medir con precisión las gotas de aceite esencial. La cuidadosa mezcla o agitación de la mezcla asegura una distribución uniforme de los aceites esenciales dentro del aceite vehicular. La mezcla diluida resultante está lista para su uso en diversas aplicaciones, como masajes, cuidado de la piel o aromaterapia.

Además de las proporciones de dilución, la frecuencia de aplicación y la duración de uso deben considerarse para mantener prácticas seguras. Los aceites esenciales son potentes y el uso continuo o excesivo puede aumentar el riesgo de sensibilización o reacciones adversas con el tiempo. Un enfoque cauteloso implica comenzar con proporciones de dilución más bajas, especialmente para personas nuevas en la aromaterapia, y ajustar gradualmente según las experiencias y preferencias personales. Monitorear la respuesta de la piel a la mezcla diluida permite a las personas tomar decisiones informadas sobre la frecuencia y duración del uso, garantizando una experiencia positiva y segura.

Ciertos aceites esenciales se consideran irritantes o sensibilizadores de la piel; se debe tener especial cuidado al diluirlos y usarlos. Aceites esenciales como canela, clavo, orégano y hierba de limón son conocidos por su potencial para causar irritación cutánea y deben usarse en diluciones más bajas. Aceites esenciales fototóxicos, como los cítricos bergamota, lima y pomelo, pueden causar sensibilidad cutánea cuando se exponen al sol. Las proporciones de dilución para estos aceites deben ajustarse en consecuencia, y las personas deben ser cautelosas al aplicarlos antes de la exposición al sol. Al conocer las propiedades específicas de cada aceite esencial, las personas pueden adaptar sus prácticas de dilución para acomodar posibles sensibilidades y garantizar una experiencia segura y placentera.

La prueba de parche es una práctica valiosa en aromaterapia que implica aplicar una pequeña cantidad de la mezcla diluida en un pequeño parche de piel para evaluar su compatibilidad. Esta prueba ayuda a identificar cualquier reacción adversa o sensibilidad antes de la aplicación generalizada. Para realizar una prueba de parche, las personas pueden aplicar una pequeña cantidad de la mezcla diluida en el antebrazo interno o en una zona del cuerpo discreta. Observar la piel en busca de enrojecimiento, picazón o irritación durante 24 horas proporciona información valiosa sobre la tolerancia individual a la mezcla. Si no se producen reacciones adversas, la mezcla se puede considerar segura para un uso más extenso.

El embarazo introduce consideraciones adicionales en la aromaterapia, y las prácticas seguras de dilución son esenciales para proteger tanto a la madre como al feto en desarrollo. Mientras que algunos aceites esenciales se consideran seguros durante el embarazo, otros deben usarse con precaución o evitarse por completo. Aceites esenciales suaves como lavanda, manzanilla y mandarina son a menudo recomendados para su uso durante el embarazo. En contraste, aceites más estimulantes o potencialmente sensibilizadores como romero, salvia clara y albahaca deben usarse con moderación y en diluciones más bajas. Buscar la orientación de un profesional de la salud calificado o un aromaterapeuta certificado es aconsejable para asegurar que los aceites esenciales elegidos y sus proporciones de dilución estén en línea con las circunstancias de salud únicas de la persona durante el embarazo.

En conclusión, las prácticas seguras de dilución en aromaterapia forman la base para el uso responsable y placentero de los aceites esenciales. Reconocer la potencia de los aceites esenciales, comprender factores individuales como la sensibilidad de la piel y la edad, y adherirse a las proporciones de dilución recomendadas son pasos cruciales para garantizar una experiencia positiva y segura. La elección del aceite vehicular, el propósito de la mezcla y consideraciones sobre propiedades específicas de los aceites esenciales contribuyen aún más a la personalización de las prácticas de dilución. Al abrazar estos principios, las personas pueden integrar con confianza los aceites esenciales en sus rutinas diarias, aprovechando los beneficios terapéuticos mientras priorizan la seguridad y el bienestar. Las prácticas seguras de dilución capacitan a las personas para explorar el vasto y aromático mundo de los aceites esenciales con conciencia e intención, fomentando una sinergia armoniosa entre los tesoros botánicos de la naturaleza y el bienestar personal.

Mezclas Caseras de Aceites Esenciales para el Cuidado de la Piel

Incorporar mezclas caseras de aceites esenciales en las rutinas de cuidado de la piel ha ganado popularidad entre aquellos que buscan enfoques naturales y holísticos para el cuidado de la piel. Los aceites esenciales, derivados de plantas aromáticas, poseen muchas propiedades terapéuticas que pueden beneficiar la piel. Cuando se combinan cuidadosamente, estos aceites crean mezclas personalizadas que se adaptan a los tipos de piel individuales, preocupaciones y preferencias. Las mezclas caseras de aceites esenciales para el cuidado de la piel ofrecen una forma personalizable y placentera de mejorar la salud general y la apariencia de la piel, abordando problemas como la sequedad, el acné, el envejecimiento y la sensibilidad. Al comprender las cualidades únicas de varios aceites esenciales y sus interacciones con la piel, las personas pueden crear mezclas efectivas y nutritivas que promueven un cutis radiante y revitalizado.

El primer paso para crear mezclas caseras de aceites esenciales para el cuidado de la piel es comprender las necesidades y objetivos específicos de la piel. Diferentes tipos de piel, ya sea grasa, seca, mixta o sensible, requieren formulaciones adaptadas para abordar sus desafíos únicos. Además, las personas pueden tener objetivos específicos de cuidado de la piel, como reducir las líneas finas, promover un tono de piel uniforme o abordar el acné. Al identificar estos factores, las personas pueden seleccionar aceites esenciales que se alineen con sus objetivos de cuidado de la piel y trabajen sinérgicamente para promover la salud general de la piel.

Los aceites esenciales con propiedades hidratantes y nutritivas son particularmente beneficiosos para aquellos con piel seca. El aceite de rosa mosqueta, extraído de las semillas de la planta de rosa, es rico en ácidos grasos esenciales y vitaminas, convirtiéndolo en un aceite hidratante y regenerador para la piel seca y madura. El aceite esencial de incienso, conocido por sus propiedades rejuvenecedoras, puede ayudar a reducir la apariencia de líneas finas y promover un cutis más suave. Con sus efectos calmantes y equilibrantes, el aceite de lavanda complementa estos aceites al aliviar la piel seca e irritada. Una sencilla mezcla casera para la piel seca podría incluir un aceite vehicular como el de jojoba o almendra dulce combinado con unas gotas de aceites esenciales de rosa mosqueta, incienso y lavanda.

Por otro lado, la piel grasa o propensa al acné puede beneficiarse de aceites esenciales con propiedades antibacterianas y astringentes. El aceite de árbol de té, conocido por sus efectos antimicrobianos, puede ayudar a combatir las bacterias que causan el acné y reducir la inflamación. Con sus propiedades reguladoras del sebo, el aceite de salvia clara ayuda a equilibrar la producción de aceite en la piel. El aceite de geranio, conocido por sus propiedades astringentes y calmantes, agrega una nota floral mientras respalda la salud de la piel. Crear una mezcla casera para la piel grasa o propensa al acné podría implicar un aceite vehicular ligero como el de semilla de uva o jojoba mezclado con aceites esenciales de árbol de té, salvia clara y geranio para crear una solución de cuidado de la piel clarificante y equilibrada.

La piel mixta, caracterizada por áreas grasas y secas, se beneficia de un enfoque equilibrado que aborda múltiples preocupaciones. Aceites esenciales como la manzanilla, conocida por sus propiedades antiinflamatorias y calmantes, alivian las áreas secas e irritadas. Con sus efectos equilibrantes en la producción de sebo, el aceite de pachulí ayuda a controlar la oleosidad en áreas específicas. El aceite de lavanda, versátil en su capacidad para calmar y nutrir la piel, complementa la mezcla al promover la salud general de la piel. Una mezcla casera para la piel mixta podría implicar un aceite vehicular como el de jojoba o almendra mezclado con manzanilla, pachulí y aceites esenciales de lavanda para crear una solución armonizadora e hidratante.

La piel envejecida a menudo se beneficia de aceites esenciales con propiedades regenerativas y antioxidantes que respaldan la producción de colágeno y protegen contra los radicales libres. Con su composición rica en antioxidantes, el aceite de romero ayuda a combatir el daño causado por los radicales libres y promueve un cutis más juvenil. El aceite de semilla de zanahoria, conocido por sus efectos rejuvenecedores, puede mejorar la elasticidad y tono de la piel. El aceite de incienso, valorado por sus propiedades antienvejecimiento, complementa la mezcla al promover la regeneración celular y reducir la apariencia de arrugas. Una mezcla casera para la piel envejecida puede incluir un aceite vehicular como el de rosa mosqueta o argán combinado con aceites esenciales de romero, semilla de zanahoria e incienso para crear una solución nutritiva y revitalizante para el cuidado de la piel.

La piel sensible requiere un enfoque suave con aceites esenciales con propiedades calmantes y antiinflamatorias. El aceite de manzanilla, principalmente el de manzanilla romana, es conocido por sus efectos calmantes en la piel sensible y reactiva. Con sus propiedades suaves y equilibrantes, el aceite de lavanda puede aliviar las irritaciones cutáneas. El aceite de caléndula, extraído de las flores de caléndula, agrega un elemento calmante y curativo a la mezcla. Crear una mezcla casera para la piel sensible implica seleccionar un aceite vehicular suave como el de jojoba o almendra, combinado con aceites esenciales de manzanilla, lavanda y caléndula para crear una solución calmante y nutritiva para el cuidado de la piel.

Una vez que los aceites esenciales se seleccionan según el tipo de piel y los objetivos del cuidado de la piel, el siguiente paso es crear una mezcla equilibrada y armoniosa. Comprender el concepto de notas superiores, medias e inferiores en aromaterapia es esencial para lograr un aroma completo y un efecto terapéutico. Las notas superiores, como los aceites cítricos, proporcionan un aroma inicial y estimulante. Las notas medias, que incluyen aceites florales y herbales, contribuyen al cuerpo de la mezcla. Las notas base, como los aceites de maderas y resinas, agregan profundidad y duración al aroma. Combinar aceites esenciales de cada categoría permite a las personas crear mezclas que se despliegan con el tiempo, ofreciendo una experiencia olfativa dinámica y placentera.

Por ejemplo, una mezcla casera para la piel seca podría incluir una nota superior como el bergamota por su aroma cítrico estimulante, una nota media como la rosa por sus propiedades florales e hidratantes, y una nota base como el sándalo por sus efectos equilibrantes e hidratantes. Esta combinación crea una mezcla bien equilibrada y lujosa que aborda las necesidades específicas de la piel seca al tiempo que proporciona una experiencia aromática encantadora.

Los aceites vehiculares son cruciales para diluir los aceites esenciales y sirven como medio para su aplicación en la piel. Elegir el aceite vehicular adecuado depende de las preferencias individuales, el tipo de piel y la experiencia sensorial deseada. Aceites vehiculares ligeros, como el de jojoba, semilla de uva o almendra, son adecuados para mezclas faciales, absorbiéndose rápidamente sin dejar residuos grasos. Aceites decadentes como el de coco, aguacate o manteca de karité pueden agregar humedad y nutrir mezclas para el cuerpo. Experimentar con diferentes aceites vehiculares permite a las personas encontrar aquel que mejor se adapte a su piel y mejore la aplicación general de la mezcla de aceites esenciales.

Mantener la proporción adecuada de dilución es crucial para garantizar la seguridad y eficacia de la mezcla casera de aceites esenciales. Las proporciones de dilución se expresan típicamente como el número de gotas de aceite esencial por onza de aceite vehicular. Las proporciones comunes de dilución para mezclas faciales oscilan entre el 0,5% y el 2%, mientras que las mezclas corporales pueden utilizar proporciones entre el 1% y el 5%, dependiendo de la aplicación específica y la sensibilidad de la piel. Seguir las pautas de dilución recomendadas evita la irritación y sensibilización de la piel, permitiendo a las personas disfrutar de los beneficios de los aceites esenciales sin comprometer la salud de su piel.

Crear una mezcla casera de aceites esenciales para el cuidado de la piel implica considerar cuidadosamente la aplicación prevista. Sueros faciales, humectantes o mascarillas faciales pueden requerir formulaciones diferentes para satisfacer necesidades específicas de cuidado de la piel. Por ejemplo, un suero facial nutritivo para la piel envejecida podría incluir una mezcla de aceite de argán como vehicular, combinado con aceites esenciales de romero, semilla de zanahoria e incienso. Este suero concentrado se puede aplicar en la cara y el cuello, brindando un apoyo específico para la piel madura.

Los aceites corporales, lociones o bálsamos ofrecen oportunidades adicionales para incorporar aceites esenciales en las rutinas de cuidado de la piel. Un aceite corporal calmante para la piel sensible podría incluir aceite de jojoba como vehicular, mezclado con aceites esenciales de manzanilla, lavanda y caléndula. Esta suave mezcla se puede aplicar después del baño para calmar y nutrir la piel, promoviendo la relajación y el bienestar.

Los baños faciales, un ritual popular de cuidado de la piel, brindan una oportunidad para infundir la piel con los beneficios terapéuticos de los aceites esenciales. Agregar unas gotas de aceite esencial a un recipiente de agua caliente crea un vapor fragante que puede abrir los poros, promover la circulación y mejorar la experiencia general del cuidado de la piel. Por ejemplo, un baño facial casero para la piel propensa al acné podría implicar agregar aceites esenciales de árbol de té, salvia clara y geranio al agua caliente, creando un vapor purificador y clarificante que beneficia la piel.

Incorporar aceites esenciales en productos existentes para el cuidado de la piel es otra forma creativa de mejorar su eficacia. Agregar unas gotas de aceite esencial a un humectante neutro, loción o producto base sin aroma permite a las personas personalizar su rutina de cuidado de la piel sin necesidad de mezclas extensas. Este enfoque es conveniente para aquellos que prefieren la simplicidad en su régimen de cuidado de la piel mientras se benefician de los efectos específicos de los aceites esenciales.

La aplicación de mezclas caseras de aceites esenciales para el cuidado de la piel va más allá de los beneficios físicos, abarcando un enfoque holístico que nutre tanto la piel como los sentidos. El perfil aromático de cada mezcla contribuye a una experiencia sensorial que puede elevar el estado de ánimo, evocar emociones positivas y crear una sensación de bienestar. Los aceites esenciales pueden estimular los sentidos olfativos, desencadenando respuestas emocionales y mejorando el ritual de cuidado de la piel. Ya sea creando una mezcla relajante para la hora de dormir o una mezcla refrescante para la mañana, la dimensión aromática agrega una capa adicional de disfrute a la rutina de cuidado de la piel.

En conclusión, las mezclas caseras de aceites esenciales para el cuidado de la piel ofrecen un enfoque personalizado y holístico para promover la salud y el bienestar de la piel. Al seleccionar aceites esenciales clave según el tipo de piel individual y los objetivos del cuidado de la piel, las personas pueden crear mezclas que aborden preocupaciones específicas mientras brindan una experiencia sensorial placentera. Comprender los principios de dilución, mezclar notas superiores, medias e inferiores, y elegir aceites vehiculares adecuados contribuyen a la eficacia y seguridad de las mezclas. Ya sea creando sueros faciales y aceites corporales o mejorando productos existentes para el cuidado de la piel, la naturaleza creativa y personalizable de las mezclas caseras de aceites esenciales empodera a las personas para tomar un papel activo en su viaje de cuidado de la piel. A través de esta fusión armónica de los tesoros botánicos de la naturaleza y las prácticas individuales de autocuidado, las mezclas caseras de aceites esenciales para el cuidado de la piel se convierten en una expresión encantadora y significativa del bienestar holístico.

Aceites y Técnicas de Masaje

El masaje se ha practicado durante siglos, sirviendo como una práctica terapéutica y rejuvenecedora que aborda el bienestar físico y emocional. En el corazón de un buen masaje yace la cuidadosa selección de aceites de masaje y la hábil aplicación de diversas técnicas de masaje. Estos elementos trabajan en armonía para crear una experiencia profundamente relajante y nutritiva para el receptor, promoviendo la relajación muscular, la reducción del estrés y el equilibrio general. Comprender las propiedades de diferentes aceites de masaje y dominar varias técnicas de masaje permite a los practicantes adaptar su enfoque a las necesidades individuales, creando una sesión de masaje personalizada y efectiva.

Los aceites de masaje son un componente crucial de la experiencia de masaje, mejorando el deslizamiento de las manos sobre la piel y proporcionando beneficios terapéuticos adicionales. La selección del aceite de masaje adecuado depende de los objetivos del masaje, las preferencias del receptor y cualquier condición o sensibilidad cutánea específica. El aceite de almendra dulce destaca como una opción popular entre los aceites de masaje ampliamente utilizados debido a su textura ligera, aroma suave y propiedades nutritivas. Rico en vitamina E, hidrata la piel sin dejar un residuo graso. El aceite de jojoba, conocido por su similitud con el sebo natural de la piel, es otra opción versátil que se absorbe rápidamente y es adecuado para todo tipo de piel.

Para aquellos que buscan una experiencia más exótica e indulgente, el aceite de coco ofrece un toque tropical con su agradable aroma y efectos hidratantes. Con su textura ligera y no grasa, el aceite de semilla de uva es ideal para masajes centrados en la relajación y la reducción del estrés. Además, los aceites esenciales se pueden agregar a los aceites vehiculares para crear mezclas personalizadas que se adapten a necesidades específicas. El aceite esencial de lavanda, conocido por sus propiedades calmantes, se puede incorporar para aliviar el estrés. En contraste, el aceite de eucalipto agrega un elemento refrescante y vigorizante, siendo adecuado para masajes que alivian la tensión muscular.

Las técnicas de masaje desempeñan un papel fundamental en la determinación de la efectividad y la experiencia general de una sesión de masaje. Varias modalidades de masaje se adaptan a diferentes necesidades, desde la relajación y la reducción del estrés hasta el trabajo terapéutico y de tejidos profundos. El masaje sueco, una de las técnicas más conocidas, implica movimientos largos y fluidos, amasamientos y movimientos circulares para promover la relajación y mejorar la circulación. Es una excelente elección para aquellos nuevos en el masaje o que buscan una experiencia suave y reconfortante.

Por otro lado, el masaje de tejido profundo se enfoca en capas más profundas de músculos y tejido conectivo para abordar el dolor crónico y la tensión. Los practicantes utilizan presión firme, movimientos lentos y técnicas focalizadas para liberar la tensión y promover la curación muscular. Aunque el masaje de tejido profundo puede ser intenso, alivia a personas que lidian con dolor crónico, lesiones musculares o desequilibrios posturales.

El masaje deportivo mejora el rendimiento atlético, previene lesiones y promueve la recuperación. Incorpora estiramientos, compresión y técnicas específicas adaptadas a las necesidades de los atletas. El masaje deportivo mejora la flexibilidad, reduce la fatiga muscular y acelera la recuperación después de una actividad física intensa.

El Shiatsu, una técnica de masaje japonesa, implica aplicar presión rítmica en puntos específicos del cuerpo para equilibrar el flujo de energía o Qi. El Shiatsu tiene profundas raíces en los principios de la medicina tradicional china y tiene como objetivo promover el bienestar al abordar los desequilibrios en las vías de energía del cuerpo.

El masaje tailandés, influenciado por la medicina tradicional tailandesa y el yoga, combina técnicas de acupresión, estiramientos y compresión. Los practicantes guían a los receptores a través de estiramientos similares al yoga de manera pasiva, promoviendo la flexibilidad, la relajación y un mejor flujo de energía. El masaje tailandés se realiza comúnmente en una colchoneta en el suelo, y los receptores permanecen completamente vestidos.

El masaje con piedras calientes incorpora piedras lisas y calentadas colocadas en puntos específicos del cuerpo y utilizadas por el terapeuta para realizar movimientos de masaje. El calor de las piedras mejora la relajación, aumenta el flujo sanguíneo y promueve una sensación de confort. El masaje con piedras calientes es especialmente beneficioso para personas que buscan una relajación profunda y alivio de la tensión muscular.

El masaje de aromaterapia combina los beneficios del masaje con las propiedades aromáticas de los aceites esenciales. Los aceites esenciales se seleccionan según las preferencias individuales y los efectos terapéuticos deseados. El terapeuta incorpora los aceites en la sesión de masaje, mejorando la experiencia general con sus fragancias relajantes y propiedades medicinales.

El masaje prenatal, diseñado para personas embarazadas, aborda las molestias y cambios únicos durante el embarazo. Utiliza técnicas que garantizan la seguridad y comodidad de la futura madre, promoviendo la relajación y aliviando problemas comunes relacionados con el embarazo, como el dolor de espalda y la hinchazón. La reflexología, basada en el principio de que puntos específicos en las manos y los pies corresponden a diferentes órganos y sistemas en el cuerpo, implica aplicar presión en estos puntos para promover el equilibrio y el bienestar general. La reflexología es una técnica no invasiva y profundamente relajante que complementa los enfoques tradicionales de masaje.

La comunicación efectiva entre el terapeuta y el receptor es esencial independientemente de la técnica de masaje elegida. Antes de que comience la sesión de masaje, una consulta exhaustiva ayuda al terapeuta a comprender las preferencias del receptor, áreas específicas de preocupación y el resultado deseado. Este diálogo garantiza que el masaje se adapte a las necesidades y preferencias del individuo, creando una experiencia personalizada y satisfactoria.

Además de la elección del aceite de masaje y la técnica, el entorno en el que se lleva a cabo el masaje contribuye significativamente a la experiencia general. Crear un espacio sereno y cómodo implica la iluminación, la temperatura y el ambiente. Una iluminación suave, música relajante y el uso de aceites esenciales para la aromaterapia pueden mejorar la respuesta de relajación y contribuir a un ambiente tranquilo.

Dependiendo de la comodidad personal, la sesión de masaje generalmente comienza con el receptor acostado en una mesa de masaje, ya sea completamente o parcialmente desvestido. Un terapeuta de masaje profesional utiliza técnicas de cubierta para garantizar la privacidad y modestia del receptor durante toda la sesión. El terapeuta comienza con un calentamiento, utilizando movimientos suaves y amasamientos para preparar los músculos para un trabajo más profundo. A medida que avanza la sesión, el terapeuta puede ajustar la presión y las técnicas según la retroalimentación del receptor y los objetivos específicos del masaje.

Durante el masaje, el terapeuta se enfoca en grupos musculares específicos, abordando áreas de tensión y promoviendo la relajación. La efleurage, o movimientos deslizantes, ayuda a esparcir el aceite, calentar los músculos y crear un flujo relajante. El petrissage implica amasar y comprimir para liberar la tensión muscular y mejorar la circulación sanguínea. Técnicas de fricción, como fricción transversal o movimientos circulares, se centran en capas musculares más profundas y ayudan a deshacer nudos y adherencias. El terapeuta también puede incorporar estiramientos, movilizaciones articulares o movimientos pasivos para mejorar la flexibilidad y aliviar la tensión.

A medida que la sesión de masaje se acerca a su conclusión, el terapeuta transita gradualmente a movimientos más ligeros y efleurage, permitiendo que el receptor se relaje. Puede incluirse un momento de quietud o un suave balanceo para proporcionar una sensación de cierre a la experiencia de masaje. A lo largo de la sesión, el terapeuta permanece atento a la retroalimentación del receptor y ajusta su enfoque en consecuencia, asegurando un masaje cómodo y efectivo.

Los cuidados posteriores al masaje son una parte integral de la experiencia general. Se anima a los receptores a tomarse su tiempo para levantarse de la mesa de masaje y a beber abundante agua para ayudar en la eliminación de toxinas liberadas durante el masaje. El terapeuta puede ofrecer recomendaciones posteriores al masaje, como estiramientos o prácticas de autocuidado, para prolongar los beneficios del masaje y apoyar el bienestar del receptor entre sesiones.

La terapia de masaje regular ofrece una gran cantidad de beneficios para la salud física y mental. Desde un punto de vista físico, el masaje ayuda a reducir la tensión muscular, mejorar la flexibilidad y potenciar la circulación. Puede aliviar el dolor crónico, promover una recuperación más rápida de lesiones y mejorar la salud musculoesquelética. El masaje también impacta positivamente en el sistema nervioso, fomentando la relajación y reduciendo los niveles de estrés.

A nivel mental y emocional, se ha demostrado que la terapia de masaje reduce la ansiedad, mejora el estado de ánimo y potencia el bienestar mental general. La liberación de endorfinas, las sustancias químicas naturales para sentirse bien del cuerpo, contribuye a la relajación y la satisfacción. El masaje regular también puede mejorar la calidad del sueño, respaldando la salud y vitalidad general.

En conclusión, la sinergia de los aceites y las técnicas de masaje constituye la base de una experiencia profundamente enriquecedora y terapéutica. La cuidadosa elección de los aceites de masaje basada en sus propiedades y la hábil aplicación de diversas técnicas permiten a los practicantes crear sesiones personalizadas y prácticas. Ya sea en busca de relajación, alivio del dolor crónico o beneficios terapéuticos específicos, el mundo del masaje ofrece enfoques diversos para satisfacer las necesidades individuales. A través de la artesanía del masaje, las personas pueden embarcarse en un viaje de autocuidado, aprovechando el profundo potencial curativo que reside en las manos de profesionales capacitados y el poder transformador del tacto.

CAPÍTULO V

Aceites Esenciales para el Bienestar Físico

Soporte del Sistema Inmunológico

El sistema inmunológico es el intrincado mecanismo de defensa del cuerpo, protegiéndolo contra muchos patógenos y posibles amenazas. Los aceites esenciales, derivados de plantas aromáticas, han sido reconocidos durante mucho tiempo por sus propiedades terapéuticas, incluyendo su potencial para respaldar y mejorar el sistema inmunológico. Aunque no son un sustituto del cuidado médico adecuado, los aceites esenciales pueden ser adiciones valiosas a las prácticas de bienestar holísticas, ofreciendo compuestos naturales que pueden contribuir a la salud del sistema inmunológico. Comprender las propiedades de aceites esenciales específicos y sus aplicaciones proporciona información sobre cómo estos extractos botánicos pueden incorporarse a las rutinas diarias para promover el bienestar general.

Uno de los aspectos críticos de los aceites esenciales que los hace beneficiosos para el sistema inmunológico es sus propiedades antimicrobianas. Muchos aceites esenciales poseen cualidades antimicrobianas, antibacterianas y antivirales naturales que pueden ayudar a combatir microorganismos perjudiciales. El aceite del árbol de té, derivado de las hojas del árbol Melaleuca alternifolia, es conocido por sus potentes efectos antimicrobianos. Ha demostrado actividad contra muchas bacterias, hongos y virus, convirtiéndolo en una elección versátil para el respaldo inmunológico. El aceite de eucalipto, con su distintivo aroma, es eficaz para problemas respiratorios y muestra propiedades antimicrobianas, ofreciendo un beneficio dual para la salud inmunológica.

El aceite esencial de limón, extraído de las cáscaras de frutas cítricas, es otro aliado poderoso en el soporte del sistema inmunológico. Rico en limoneno, un compuesto natural conocido por sus propiedades antimicrobianas y antioxidantes, el aceite de limón puede contribuir a una respuesta inmunológica saludable. Su aroma fresco y estimulante agrega un elemento refrescante, convirtiéndolo en una opción popular para la difusión y las prácticas de aromaterapia.

El aceite esencial de orégano, derivado de las hojas de la planta Origanum vulgare, es reconocido por sus potentes propiedades antibacterianas y antivirales. El compuesto activo carvacrol, presente en el aceite de orégano, ha sido estudiado por su capacidad para inhibir el crecimiento de varios patógenos. Aunque el aceite de orégano es altamente concentrado y debe usarse con precaución, su potencial antimicrobiano subraya su papel en el respaldo inmunológico.

El aceite esencial de clavo, extraído de los capullos del árbol Syzygium aromaticum, es rico en eugenol, un compuesto con propiedades antimicrobianas y antiinflamatorias. El aceite de clavo ha demostrado eficacia contra bacterias y hongos, convirtiéndolo en una adición valiosa a las mezclas de respaldo inmunológico. Su aroma cálido y especiado añade profundidad a las combinaciones de aceites esenciales para la salud del sistema inmunológico.

Además de sus propiedades antimicrobianas, ciertos aceites esenciales exhiben efectos inmunomoduladores, lo que significa que pueden influir en la actividad del sistema inmunológico. El aceite esencial de incienso, derivado de la resina del árbol Boswellia sacra, es venerado por sus propiedades de respaldo inmunológico. El incienso contiene ácidos boswélicos, compuestos que se han estudiado por sus efectos antiinflamatorios y moduladores del sistema inmunológico. El aroma calmante y centrador del incienso mejora su atractivo tanto para el bienestar físico como emocional.

Otro aceite esencial inmunomodulador es la lavanda. Si bien comúnmente se asocia con la relajación y el alivio del estrés, el aceite de lavanda también posee propiedades de respaldo inmunológico. El linalol, un componente significativo del aceite de lavanda, ha sido investigado por sus efectos antiinflamatorios y moduladores del sistema inmunológico. El aroma suave y floral de la lavanda contribuye a su versatilidad en mezclas de respaldo inmunológico, proporcionando un elemento tranquilizador al perfil aromático general.

La equinácea, un conocido remedio herbal para el respaldo inmunológico, también está disponible en forma de aceite esencial. El aceite esencial de equinácea se obtiene de las raíces y partes aéreas de la planta Echinacea purpurea. Contiene compuestos como el cariofileno y el germacreno D, que contribuyen a sus efectos inmunomoduladores. El aceite esencial de equinácea se puede usar tópicamente cuando está adecuadamente diluido, ofreciendo una forma conveniente y concentrada de aprovechar los beneficios de respaldo inmunológico de esta hierba tradicional.

Algunos aceites esenciales, como el tomillo y la canela, son ricos en compuestos como el timol y el cinamaldehído, conocidos por sus propiedades de respaldo inmunológico. El aceite esencial de tomillo ha demostrado actividad antibacteriana contra varios patógenos, mientras que el aceite de canela se ha estudiado por sus efectos antimicrobianos y antioxidantes. Cuando se usan de manera juiciosa y adecuadamente diluidos, estos aceites pueden ser componentes valiosos de mezclas de respaldo inmunológico.

El método de aplicación juega un papel crucial para aprovechar los beneficios de respaldo inmunológico de los aceites esenciales. La inhalación, ya sea mediante difusión o inhalación directa del frasco, permite que las moléculas aromáticas de los aceites esenciales interactúen con el sistema respiratorio y las células inmunológicas en las fosas nasales. Difundir una mezcla de aceites esenciales de respaldo inmunológico en el hogar o en el lugar de trabajo crea un ambiente que promueve la salud respiratoria y el bienestar general. La inhalación de vapor, donde se agregan unas gotas de aceite esencial a agua caliente y se inhalan los vapores, proporciona un enfoque más específico para el respaldo respiratorio.

La aplicación tópica es otro método común para utilizar aceites esenciales para respaldar el sistema inmunológico. Cuando se diluyen adecuadamente con un aceite portador, los aceites esenciales se pueden aplicar en áreas específicas del cuerpo, como el pecho, el cuello o las plantas de los pies. La piel absorbe los compuestos beneficiosos, permitiendo efectos sistémicos y localizados. Este método es particularmente efectivo para aceites esenciales con propiedades inmunomoduladoras, ya que pueden interactuar con las células inmunológicas presentes en la piel.

El masaje, al incorporar aceites esenciales de respaldo inmunológico en aceites portadores, ofrece un beneficio dual al combinar los efectos terapéuticos del tacto con las propiedades aromáticas y bioactivas. Un masaje suave con una mezcla de aceites esenciales de respaldo inmunológico promueve la relajación y contribuye a la salud general del sistema inmunológico.

Los baños infusionados con aceites esenciales brindan una forma relajante y envolvente de respaldar el sistema inmunológico. Agregar unas gotas de aceites esenciales de apoyo inmunológico a un baño tibio permite que las moléculas aromáticas se inhalen mientras la piel absorbe los compuestos beneficiosos. Este método es especialmente eficaz para los aceites con propiedades antimicrobianas y de apoyo respiratorio.

La ingestión oral de aceites esenciales es controvertida y requiere una cuidadosa consideración y orientación de un aromaterapeuta calificado o profesional de la salud. Si bien algunos aceites esenciales se consideran seguros para uso culinario y pueden agregarse a alimentos o bebidas en pequeñas cantidades, otros son altamente concentrados y pueden representar riesgos si se ingieren. Se debe tener precaución, y se recomienda realizar una investigación exhaustiva o consultar con un profesional conocedor antes de considerar la ingestión oral de aceites esenciales para el apoyo inmunológico.

Al crear mezclas para el respaldo del sistema inmunológico, la combinación sinérgica de aceites esenciales suele ser más efectiva que el uso de un solo aceite. Mezclar permite un espectro más amplio de compuestos bioactivos, mejorando el potencial terapéutico general. Una mezcla bien elaborada de apoyo inmunológico puede incluir aceites con propiedades antimicrobianas, inmunomoduladoras y de apoyo respiratorio para proporcionar un respaldo integral.

Para una mezcla de difusión que promueva una respuesta inmunológica saludable y refresque el aire, considera combinar partes iguales de aceites esenciales de árbol de té, eucalipto y limón. Esta mezcla ofrece beneficios antimicrobianos y contribuye a un ambiente limpio y estimulante. Difúndela regularmente, especialmente durante las temporadas en las que los desafíos inmunológicos son más prevalentes.

Para una mezcla tópica que se aplicará en el pecho o en las plantas de los pies, considera combinar aceites esenciales de lavanda, frankincienso y eucalipto en un aceite portador. La lavanda y el frankincienso aportan efectos inmunomoduladores, mientras que el eucalipto brinda apoyo respiratorio. Esta mezcla se puede masajear sobre la piel o agregar a una compresa caliente para una experiencia reconfortante y de respaldo inmunológico.

Una mezcla para el baño para el respaldo del sistema inmunológico puede incluir una combinación de aceites esenciales de manzanilla, tomillo y árbol de té. Agrega unas gotas de cada aceite a un aceite portador o a un gel de baño sin aroma antes de incorporarlo al agua del baño. Esta mezcla respalda el sistema inmunológico y proporciona una experiencia calmante y reconfortante. En

conclusión, los aceites esenciales ofrecen un enfoque natural y aromático para respaldar el sistema inmunológico. Sus propiedades antimicrobianas, inmunomoduladoras y de apoyo respiratorio los convierten en aliados valiosos en prácticas holísticas de bienestar. Ya sea mediante la difusión, la aplicación tópica, el masaje o los baños, los aceites esenciales proporcionan un medio versátil y agradable para incorporar beneficios de respaldo inmunológico en las rutinas diarias. Al igual que con cualquier práctica de bienestar, es crucial priorizar la seguridad, la dilución adecuada y las consideraciones individuales. Integrar aceites esenciales de respaldo inmunológico en un enfoque holístico hacia el bienestar puede mejorar las defensas naturales del cuerpo y contribuir a la salud y vitalidad general.

Manejar dolores y molestias

Manejar dolores y molestias es un desafío común que muchos enfrentan, ya sea debido a actividades físicas extenuantes, condiciones crónicas o las tensiones de la vida diaria. Los aceites esenciales derivados de plantas aromáticas han ganado reconocimiento por su potencial para aliviar el malestar y promover el bienestar general. Estos extractos naturales contienen compuestos bioactivos que pueden ofrecer efectos analgésicos, antiinflamatorios y relajantes, convirtiéndolos en herramientas valiosas para manejar diversos tipos de dolores y molestias. Comprender las propiedades de aceites esenciales específicos e incorporarlos en prácticas holísticas de autocuidado proporciona a las personas un enfoque natural y aromático para encontrar alivio.

El aceite esencial de lavanda, a menudo celebrado por sus propiedades calmantes, es conocido por sus efectos analgésicos y antiinflamatorios. El aroma relajante de la lavanda tranquiliza el sistema nervioso, ayudando a aliviar la tensión y el estrés que pueden contribuir al malestar físico. Cuando se diluye y se aplica tópicamente, el aceite de lavanda puede aliviar músculos y articulaciones doloridos. Su naturaleza suave lo hace adecuado para personas con piel sensible, y sus opciones versátiles de aplicación, como el masaje o la aromaterapia, lo convierten en una elección popular para manejar dolores y molestias.

El aceite esencial de menta es otra poderosa aliada en el manejo del malestar. Rico en mentol, el aceite de menta exhibe propiedades refrescantes y analgésicas que pueden ayudar a aliviar dolores musculares y dolores de cabeza. Cuando se aplica tópicamente, el aceite de menta diluido puede crear una sensación refrescante y hormigueante, brindando alivio. Además, inhalar el aroma refrescante de la menta a través de la difusión o la inhalación puede contribuir a aliviar la tensión y promover una mente clara y enfocada.

Aceite esencial de eucalipto, derivado de las hojas del árbol de eucalipto, es reconocido por sus beneficios respiratorios, pero también posee propiedades analgésicas y antiinflamatorias. El compuesto activo, eucaliptol, contribuye a su capacidad para aliviar el malestar muscular y articular. El aceite de eucalipto se puede mezclar con un aceite portador, masajear en áreas afectadas o agregar a un baño caliente para crear una experiencia reconfortante y terapéutica. Su aroma fresco y vigorizante mejora la sensación general de alivio.

El aceite esencial de manzanilla, principalmente el de manzanilla alemana, es valorado por sus efectos antiinflamatorios y calmantes. La manzanilla contiene compuestos como la chamazulena que contribuyen a sus propiedades analgésicas. El aceite de manzanilla puede ayudar a aliviar espasmos musculares y dolores articulares cuando se diluye y se aplica tópicamente. Además, el aroma suave y floral de la manzanilla tiene un impacto relajante en el sistema nervioso, lo que lo hace beneficioso para controlar molestias y dolores relacionados con el estrés.

El aceite esencial de jengibre, extraído del rizoma de la planta de jengibre, es reconocido por sus propiedades cálidas y antiinflamatorias. El compuesto activo gingerol le confiere el calor característico que puede ayudar a aliviar dolores musculares y articulares. El aceite de jengibre diluido se puede aplicar tópicamente en áreas de malestar, proporcionando una sensación de calor. El refrescante aroma del jengibre también se puede difundir para crear un ambiente estimulante y elevado.

Aceite esencial de incienso, derivado de la resina del árbol de Boswellia sacra, ofrece una combinación única de efectos antiinflamatorios y analgésicos. Los ácidos boswélicos encontrados en el incienso contribuyen a su capacidad para reducir la inflamación y proporcionar alivio del malestar. Cuando se diluye y se aplica sobre la piel, el aceite de incienso puede ofrecer soporte específico para músculos y articulaciones adoloridos. Su aroma resinado y terroso agrega un elemento centrador a la experiencia general, lo que lo hace beneficioso tanto para el bienestar físico como emocional.

El aceite esencial de clavo, extraído de los capullos del árbol Syzygium aromaticum, es conocido por sus potentes propiedades analgésicas. Rico en eugenol, el aceite de clavo exhibe efectos adormecedores que pueden ayudar a aliviar dolores de dientes, dolores musculares y molestias articulares. Debido a su intensidad, el aceite de clavo debe diluirse con un aceite portador antes de la aplicación tópica. El cálido y especiado aroma del clavo agrega un aspecto reconfortante y refrescante a su aplicación.

Con su fresco y cítrico aroma, el aceite esencial de hierba de limón posee propiedades analgésicas y antiinflamatorias que pueden contribuir al alivio del dolor. El aceite de hierba de limón contiene compuestos como citronelal y geraniol, que exhiben efectos calmantes y refrescantes. Cuando se diluye y se aplica tópicamente, el aceite de hierba de limón puede ayudar a aliviar dolores musculares y molestias articulares. Su aroma estimulante lo convierte en una opción popular para prácticas de aromaterapia que promueven la relajación y la claridad mental.

El aceite esencial de bergamota, derivado de la cáscara de la naranja bergamota, combina propiedades analgésicas con un aroma cítrico y estimulante. El aceite de bergamota contiene compuestos como el limoneno que contribuyen a sus efectos analgésicos. El aceite de bergamota puede aliviar la tensión y el malestar muscular cuando se diluye y se aplica tópicamente. Su aroma brillante y alegre lo convierte en una adición encantadora a mezclas de masajes o mezclas de difusores diseñadas para manejar dolores y promover un estado de ánimo positivo.

El aceite esencial de romero, extraído de las hojas de la planta Rosmarinus officinalis, ofrece beneficios analgésicos y antiinflamatorios que pueden ayudar a gestionar varios tipos de molestias. El aceite de romero contiene alcanfor y ácido rosmarínico, que contribuyen a su capacidad para calmar músculos y articulaciones adoloridos. Cuando se diluye y se aplica tópicamente, el aceite de romero puede proporcionar alivio específico. Su aroma herbáceo e vigorizante lo hace adecuado para mezclar con otros aceites esenciales y crear mezclas sinérgicas para el alivio del dolor.

La aplicación de aceites esenciales para el manejo de molestias y dolores implica una cuidadosa consideración de la dilución adecuada y las preferencias individuales. La aplicación tópica, a través de masajes o tratamientos puntuales, es un método popular y efectivo. Los aceites esenciales deben diluirse con un aceite portador, como el aceite de jojoba o el aceite de almendra dulce, para garantizar una aplicación segura y cómoda. La proporción de dilución generalmente oscila entre el 1% y el 5%, según la sensibilidad individual y el aceite esencial utilizado. Aplicar la mezcla diluida en áreas de molestia permite que los compuestos beneficiosos se absorban a través de la piel, brindando alivio localizado.

El masaje es particularmente efectivo para incorporar aceites esenciales en una rutina de manejo del dolor. Se puede crear una mezcla de masaje relajante combinando un aceite portador con aceites esenciales seleccionados conocidos por sus propiedades analgésicas y antiinflamatorias. La aplicación rítmica de la mezcla permite una absorción mejorada y promueve la relajación general. Ya sea auto-masajeándose o recibiendo un masaje de un profesional calificado, la sinergia del tacto y los aceites esenciales contribuye a una experiencia holística y terapéutica.

Las prácticas de aromaterapia, como la difusión o la inhalación, ofrecen una forma alternativa de disfrutar de los beneficios de los aceites esenciales para el manejo de molestias y dolores. Una mezcla de aceites esenciales para el alivio del dolor en el hogar o lugar de trabajo crea un entorno ambiental que favorece la relajación y el confort. La inhalación de las moléculas aromáticas permite una interacción directa con el sistema olfativo, influyendo tanto en el bienestar físico como emocional.

Los baños infusionados con aceites esenciales brindan una experiencia lujosa y envolvente para el manejo de molestias y dolores. Agregar unas gotas de aceites esenciales seleccionados a un baño tibio permite que los compuestos beneficiosos se absorban a través de la piel mientras se inhala el vapor aromático. Este método es particularmente efectivo para abordar la tensión muscular general y fomentar la relajación general. La incorporación de sales de Epsom en el baño puede mejorar aún más los efectos terapéuticos.

Compresas calientes o frías infusionadas con aceites esenciales ofrecen alivio específico para áreas determinadas de molestias. Agregar unas gotas de aceites esenciales para el alivio del dolor a un recipiente de agua tibia o fría, remojar un paño o compresa en la mezcla y aplicarlo en el área afectada puede proporcionar confort localizado. La elección entre compresas calientes o frías depende de las preferencias individuales y la naturaleza del dolor que se aborda.

Crear mezclas personalizadas para el manejo de molestias y dolores permite a las personas adaptar su enfoque a necesidades y preferencias específicas. Una mezcla relajante para molestias musculares generales puede incluir aceites esenciales de lavanda, menta y eucalipto diluidos en un aceite portador para aplicación tópica. Una mezcla de menta, lavanda e incienso puede cortarse y aplicarse en las sienes y el cuello para dolores de cabeza relacionados con la tensión. Experimentar con diferentes combinaciones de aceites esenciales permite a las personas descubrir las mezclas preferidas para varios tipos de molestias.

En conclusión, los aceites esenciales ofrecen una vía natural y aromática para el manejo de molestias y dolores. Sus propiedades analgésicas, antiinflamatorias y relajantes los convierten en aliados valiosos en prácticas holísticas de autocuidado. Ya sea aplicándolos tópicamente a través de masajes, difundiéndolos en el aire, agregándolos a baños o incorporándolos en compresas, los aceites esenciales brindan opciones versátiles y agradables para encontrar alivio. Al igual que con cualquier práctica de bienestar, es crucial priorizar la seguridad, la dilución adecuada y las consideraciones individuales. Integrar aceites esenciales en un enfoque holístico para el manejo de molestias y dolores capacita a las personas para aprovechar el potencial calmante y terapéutico de los extractos botánicos de la naturaleza.

Aumentando la Energía de Forma Natural

La búsqueda de energía sostenida en nuestro mundo acelerado ha llevado a muchas personas a explorar alternativas naturales a los estimulantes tradicionales. Los aceites esenciales, derivados de plantas aromáticas, han surgido como un enfoque popular y holístico para aumentar la energía de forma natural. Estos extractos de plantas concentrados contienen compuestos bioactivos que vigorizan los sentidos, mejoran la alerta mental y elevan la energía de manera natural. Comprender las propiedades de aceites esenciales específicos e incorporarlos en las rutinas diarias permite a las personas aprovechar el poder revitalizante de la naturaleza sin los efectos secundarios asociados con la cafeína o los estimulantes sintéticos.

El aceite esencial de menta es una opción dinámica y energizante, conocida por promover la claridad mental y la alerta. El compuesto activo en el aceite de menta, el mentol, induce una sensación de frescura que puede ayudar a aliviar la fatiga y agudizar el enfoque. La inhalación de los vapores de aceite de menta a través de la difusión o la inhalación directa desde el frasco proporciona un estímulo rápido y refrescante. Una solución diluida de aceite de menta aplicada tópicamente en las sienes, muñecas o la parte posterior del cuello puede contribuir a aumentar los niveles de energía y mejorar la concentración.

Los aceites esenciales cítricos, como el de limón, naranja y pomelo, son conocidos por sus cualidades estimulantes y refrescantes. Estos aceites contienen compuestos como el limoneno que proporcionan un aroma agradable y refrescante y estimulan los sentidos. Difundir los aceites cítricos por la mañana o inhalar su fragancia durante una baja de energía a mediodía puede ofrecer un impulso de energía natural. Las notas brillantes y cítricas de estos aceites crean un ambiente positivo y energizante, convirtiéndolos en opciones populares para mejorar el estado de ánimo y la motivación.

El aceite esencial de eucalipto, comúnmente asociado con beneficios respiratorios, también posee propiedades estimulantes que pueden combatir la fatiga. El aroma refrescante del aceite de eucalipto despeja la mente y fomenta la alerta. Difundir el aceite de eucalipto en espacios de trabajo o agregar algunas gotas a un inhalador personal proporciona una experiencia revitalizante. Su aroma nítido y alcanforado es un estimulante natural, lo que lo hace beneficioso para combatir la letargia mental y física.

El aceite esencial de romero, derivado de la hierba aromática Rosmarinus officinalis, es reconocido por mejorar la función cognitiva y combatir la fatiga mental. Los compuestos activos en el aceite de romero, como el 1,8-cineol, han sido estudiados por sus efectos positivos en la memoria y la alerta mental. Difundir el aceite de romero o inhalar su aroma directamente puede estimular la mente y promover una sensación de vigilia. Esto hace que el aceite de romero sea un valioso aliado para aumentar la energía durante el esfuerzo mental o al enfrentar desafíos cognitivos.

El aceite esencial de jengibre, conocido por sus propiedades cálidas y estimulantes, aumenta la energía natural al promover la circulación y reducir la sensación de lentitud. El compuesto activo gingerol contribuye a sus efectos terapéuticos. Difundir el aceite de jengibre o inhalar su aroma directamente del frasco puede ayudar a combatir la fatiga y aumentar la vitalidad en general. Además, una solución diluida de aceite de jengibre aplicada tópicamente en puntos de pulso o masajeada en la piel ofrece una experiencia refrescante y energizante. El aroma elevado y floral del aceite esencial de jazmín lo convierte en una opción única y lujosa para aumentar la energía de forma natural. El aceite de jazmín es conocido por su capacidad para reducir la sensación de fatiga y mejorar la alerta. Inhalar el dulce y embriagador aroma del aceite de jazmín mediante difusión o inhalación directa puede crear una sensación de revitalización. El perfil aromático del aceite de jazmín también tiene propiedades que mejoran el estado de ánimo, lo que lo convierte en una elección encantadora para infundir un toque de lujo en las rutinas para aumentar la energía. Con

su aroma vibrante y cítrico, el aceite esencial de hierba de limón es una opción popular para promover energía y vitalidad. El aceite de hierba de limón contiene compuestos como el citral que contribuyen a sus efectos estimulantes. Difundir el aceite de hierba de limón por la mañana o agregar algunas gotas a un inhalador personal puede proporcionar un impulso de energía natural y estimulante. El aroma fresco y chispeante del aceite de hierba de limón estimula los sentidos y añade un toque de luminosidad al entorno.

Los diversos y energizantes efectos de los aceites esenciales se pueden aprovechar a través de varios métodos de aplicación. La difusión es una forma popular y conveniente de disfrutar de los beneficios de los aceites esenciales a lo largo del día. Un difusor ultrasónico o de aromaterapia simple permite dispersar moléculas aromáticas en el aire, creando un ambiente energizante y revitalizante en los espacios de vida o trabajo.

La inhalación directa desde el frasco o a través de un inhalador personal proporciona un método rápido y portátil para acceder a las propiedades energizantes de los aceites esenciales. Este enfoque es beneficioso durante la fatiga o cuando se necesita un impulso de energía natural. Inhalando los vapores aromáticos de aceites seleccionados, como menta, cítricos o eucalipto, puede ayudar a combatir la somnolencia y promover una sensación de alerta.

Cuando se diluyen adecuadamente con un aceite portador, la aplicación tópica de aceites esenciales permite a las personas experimentar los efectos vigorizantes directamente en su piel. Crear una mezcla diluida y aplicarla en puntos de pulso, como las muñecas, el cuello o las sienes, permite la absorción de los compuestos bioactivos. Este método sostiene de manera efectiva una liberación sutil y continua de las propiedades energizantes de los aceites a lo largo del día.

Crear mezclas personalizadas para el apoyo energético permite a las personas adaptar su enfoque a necesidades y preferencias específicas. Una mezcla refrescante para la mañana puede incluir aceites cítricos como limón y naranja y un toque de menta refrescante. Difundir esta mezcla por la mañana o aplicarla tópicamente puede proporcionar un inicio natural y estimulante del día. Para mantener la energía durante sesiones de trabajo o estudio, una mezcla de romero y jengibre se puede difundir o inhalar, ofreciendo apoyo cognitivo y combatiendo la fatiga mental.

En conclusión, los aceites esenciales ofrecen un enfoque natural y aromático para aumentar la energía. Sus propiedades vigorizantes y estimulantes ofrecen una alternativa refrescante a los estimulantes tradicionales. Ya sea inhalado a través de la difusión, aplicado tópicamente o incorporado en mezclas personalizadas, los aceites esenciales ofrecen una forma versátil y agradable de mejorar la vitalidad y la alerta. Como con cualquier práctica de bienestar, es crucial priorizar la seguridad, la dilución adecuada y las consideraciones individuales. Integrar los aceites esenciales en las rutinas diarias empodera a las personas para aprovechar el potencial energizante de los extractos botánicos naturales, fomentando un enfoque holístico y sostenible para mantener la vitalidad.

CAPÍTULO VI

Fomentando la Salud Mental y Emocional

Alivio del Estrés y Relajación

El estrés se ha convertido en un aspecto prevalente de la vida diaria en nuestro mundo acelerado y exigente. La búsqueda de estrategias efectivas para aliviar el estrés y fomentar la relajación ha llevado a muchos individuos a explorar alternativas naturales, y los aceites esenciales han surgido como poderosos aliados en este empeño. Derivados de plantas aromáticas, estos extractos concentrados contienen compuestos bioactivos que pueden impactar positivamente el sistema nervioso, promoviendo la relajación, reduciendo el estrés y contribuyendo al bienestar general.

El aceite esencial de lavanda destaca como piedra angular en el alivio del estrés y la relajación. Renombrado por sus propiedades calmantes, se ha utilizado durante siglos para aliviar el estrés y promover la relajación. Cuando se inhala, los compuestos activos de la lavanda, como el linalol y el acetato de linalilo, interactúan con el sistema olfativo, señalando al cerebro para inducir una sensación de calma. Difundir aceite de lavanda en el hogar o agregar unas gotas a la funda de la almohada antes de dormir crea una atmósfera serena que fomenta la relajación y un sueño de calidad. Además, el aceite de lavanda diluido se puede aplicar tópicamente en puntos de pulso o agregar a un baño tibio para una experiencia lujosa y liberadora de estrés.

El aceite esencial de manzanilla, especialmente la variedad de manzanilla romana, es otro aceite potente para el alivio del estrés y la relajación. El aroma suave y floral de la manzanilla tiene un efecto calmante en el sistema nervioso, convirtiéndolo en una opción popular para promover la tranquilidad. Inhalando el aroma del aceite de manzanilla a través de la difusión o la inhalación directa puede aliviar la tensión y calmar la mente. Unas gotas de aceite de manzanilla diluido aplicado en las muñecas o detrás de las orejas ofrecen una solución portátil y reconfortante para el alivio del estrés sobre la marcha. Además, el aceite de manzanilla se puede agregar a mezclas de masaje o incorporar en rituales nocturnos para respaldar un sueño reparador.

El aceite esencial de incienso, derivado de la resina del árbol de Boswellia sacra, ha sido venerado por sus efectos de enraizamiento y centrado. El incienso contiene compuestos conocidos como ácidos boswélicos, que se han estudiado por su potencial para reducir el estrés y la ansiedad. Difundir aceite de incienso o inhalar su aroma directamente puede crear una atmósfera meditativa, promoviendo la paz interior y la tranquilidad. Incorporar aceite de incienso en prácticas de atención plena, como la meditación o ejercicios de respiración profunda, mejora la experiencia general y alivia el estrés.

El aceite esencial de bergamota, extraído de la cáscara de la naranja bergamota, combina el brillo cítrico con propiedades calmantes. Rico en compuestos como el limoneno, el aceite de bergamota tiene efectos estimulantes y relajantes. Difundir aceite de bergamota en el hogar o lugar de trabajo puede crear un ambiente alegre, ayudando a contrarrestar los sentimientos de estrés. Unas gotas de aceite de bergamota diluido aplicado en las muñecas o agregado a un paño tibio proporcionan una solución calmante y aromática para el alivio del estrés. Es importante tener en cuenta que el aceite de bergamota es fototóxico, por lo que se debe tener precaución al aplicarlo en la piel antes de exponerse al sol.

El aceite esencial de ylang-ylang, derivado de las flores del árbol Cananga odorata, es celebrado por su fragancia dulce y exótica. El aceite de ylang-ylang tiene propiedades relajantes que pueden ayudar a reducir el estrés y promover la relajación. Inhalando el aroma floral del aceite de ylang-ylang a través de la difusión o la inhalación directa puede calmar el sistema nervioso. Agregar unas gotas de aceite de ylang-ylang a un aceite portador para masajes o incorporarlo en un baño tibio proporciona una forma lujosa y indulgente de relajarse y liberar tensiones.

El aceite esencial de salvia clara, obtenido de la planta Salvia sclarea, es conocido por sus propiedades para aliviar el estrés y mejorar el estado de ánimo. El aroma musgoso y herbal del aceite de salvia clara tiene una influencia calmante en la mente y las emociones. Difundir aceite de salvia clara o inhalar su aroma directamente puede promover una sensación de tranquilidad y equilibrio emocional. Una mezcla diluida de aceite de salvia clara aplicada en las muñecas, el cuello o las sienes proporciona un método conveniente y portátil para aliviar el estrés sobre la marcha. El aceite de salvia clara beneficia principalmente a las mujeres que experimentan fluctuaciones hormonales y síntomas relacionados con el estrés.

El aceite esencial de vetiver, extraído de las raíces de la planta Vetiveria zizanioides, ofrece efectos de enraizamiento y estabilización que lo hacen valioso para el alivio del estrés. El aroma terroso y amaderado del aceite de vetiver tiene una influencia calmante en la mente, ayudando a reducir la ansiedad y la tensión. Difundir aceite de vetiver por la noche o inhalar su aroma directamente antes de acostarse puede contribuir a un sueño reparador y libre de estrés. Agregar unas gotas de aceite de vetiver a un aceite portador para masajes o incorporarlo en una mezcla de relajación mejora sus beneficios para aliviar el estrés.

La aplicación de aceites esenciales para aliviar el estrés y la relajación involucra varios métodos, lo que permite a las personas elegir el enfoque que mejor se adapte a sus preferencias y necesidades. La difusión es una forma popular y efectiva de disfrutar de los beneficios aromáticos de los aceites esenciales durante todo el día. El uso de un difusor ultrasónico o un difusor de aromaterapia simple permite a las personas dispersar los aromas calmantes en el aire, creando un ambiente tranquilo y libre de estrés en sus espacios de vida o trabajo.

La inhalación directa desde el frasco o mediante un inhalador personal ofrece un método rápido y portátil para acceder a las propiedades para aliviar el estrés de los aceites esenciales. Este enfoque es beneficioso durante momentos de estrés elevado o cuando se necesita una influencia calmante. Inhalando los vapores relajantes de aceites seleccionados, como lavanda, manzanilla o incienso, puede ayudar a aliviar la tensión y promover la relajación.

Cuando se diluyen adecuadamente con un aceite portador, la aplicación tópica de aceites esenciales permite a las personas experimentar los efectos relajantes del estrés directamente en su piel. La creación de una mezcla diluida y su aplicación en puntos de pulso, como las muñecas, el cuello o las sienes, permite la absorción de los compuestos bioactivos. Este método sostiene de manera efectiva una liberación sutil y continua de las propiedades calmantes de los aceites a lo largo del día.

El masaje, incorporando aceites esenciales para aliviar el estrés en un aceite portador, ofrece un beneficio dual al combinar los efectos terapéuticos del tacto con las propiedades aromáticas y bioactivas. Un masaje suave con una mezcla de aceites para aliviar el estrés promueve la relajación y contribuye al bienestar emocional general. La aplicación rítmica de la mezcla permite una absorción mejorada y brinda un enfoque holístico para aliviar el estrés.

Los baños infusionados con aceites esenciales ofrecen una experiencia lujosa e inmersiva para el alivio del estrés y la relajación. Agregar unas gotas de aceites esenciales relajantes a un baño tibio permite que las moléculas aromáticas se inhalen mientras la piel absorbe los compuestos beneficiosos. Este método es especialmente efectivo para abordar la tensión general y promover una sensación de calma. Incorporar sales de Epsom al baño puede mejorar aún más los efectos terapéuticos.

Crear mezclas personalizadas para el alivio del estrés y la relajación permite a las personas adaptar su enfoque a necesidades y preferencias específicas. Una mezcla calmante para la relajación nocturna puede incluir aceites esenciales de lavanda, salvia clara y vetiver, combinados con un aceite portador para aplicación tópica o agregados a un difusor para inhalación. Experimentar con combinaciones básicas de aceites capacita a las personas para descubrir sus mezclas preferidas para diversos factores estresantes y necesidades de relajación.

En conclusión, los aceites esenciales ofrecen un camino natural y aromático para el alivio del estrés y la relajación. Sus propiedades calmantes y tranquilizadoras proporcionan una alternativa suave a los métodos sintéticos, permitiendo que las personas creen momentos de tranquilidad en su vida diaria. Ya sea inhalado a través de la difusión, aplicado tópicamente o incorporado en mezclas personalizadas, los aceites esenciales brindan un medio versátil y placentero para fomentar la relajación y el bienestar emocional. Como en cualquier práctica de bienestar, es crucial priorizar la seguridad, la dilución adecuada y las consideraciones individuales. Integrar aceites esenciales en las rutinas diarias capacita a las personas para aprovechar el potencial calmante y equilibrante de los extractos botánicos naturales, promoviendo un enfoque holístico y sostenible para la gestión del estrés.

Mejora del estado de ánimo

La influencia de los olores en las emociones y el estado de ánimo humano ha sido reconocida durante siglos, y los aceites esenciales derivados de plantas aromáticas han ganado popularidad por su capacidad para evocar respuestas emocionales específicas. Los compuestos aromáticos en los aceites esenciales interactúan con el sistema olfativo, influyendo en el sistema límbico del cerebro, que está estrechamente asociado con las emociones, los recuerdos y la regulación del estado de ánimo. Esto convierte a los aceites esenciales en una herramienta natural y poderosa para mejorar el estado de ánimo y promover el bienestar emocional.

Los aceites esenciales cítricos, incluyendo bergamota, limón, naranja y pomelo, son reconocidos por sus cualidades estimulantes y refrescantes. Las aromas brillantes y cítricas de estos aceites estimulan los sentidos, haciéndolos valiosos para mejorar el estado de ánimo. El aceite esencial de bergamota, en particular, contiene compuestos como el limoneno que contribuyen a sus efectos equilibradores del estado de ánimo. Difundir aceites cítricos en el hogar o en el lugar de trabajo crea un ambiente enérgico y positivo, ayudando a contrarrestar los sentimientos de estrés y bajo estado de ánimo. Inhalando los aromas vibrantes de los aceites cítricos directamente desde el frasco o a través de la difusión proporciona una forma rápida y efectiva de levantar el ánimo y mejorar el estado de ánimo.

Con sus propiedades versátiles y calmantes, el aceite esencial de lavanda es fundamental en las prácticas de mejora del estado de ánimo. El aroma relajante de la lavanda se ha asociado con la relajación y la reducción del estrés. Inhalando el aroma del aceite de lavanda a través de la difusión o inhalación directa puede inducir una sensación de tranquilidad y equilibrio emocional. Agregar unas gotas de aceite de lavanda a un baño tibio o aplicar una solución diluida en puntos de pulso proporciona una manera suave y reconfortante de mejorar el estado de ánimo. La capacidad de la lavanda para promover la relajación la convierte en una aliada valiosa para crear un ambiente sereno que respalda el bienestar emocional.

El aceite esencial de menta, conocido por su aroma vigorizante y mentolado, ofrece un enfoque refrescante para mejorar el estado de ánimo. El compuesto activo mentol en el aceite de menta tiene efectos mentales estimulantes y puede ayudar a aliviar la fatiga. Inhalando el aroma refrescante del aceite de menta a través de la difusión o inhalación directa proporciona un estímulo rápido y revitalizante. Además, una solución diluida de aceite de menta aplicada en las sienes o muñecas puede aumentar la alerta y elevar el estado de ánimo. La capacidad del aceite de menta para despejar la mente lo hace popular para mejorar la concentración y el enfoque.

El aceite esencial de ylang-ylang, derivado de las flores del árbol Cananga odorata, se celebra por su dulce y exótico aroma con propiedades mejoradoras del estado de ánimo. El aceite de ylang-ylang tiene un efecto calmante en el sistema nervioso y reduce los sentimientos de estrés y ansiedad. Inhalando el aroma floral del aceite de ylang-ylang a través de la difusión o inhalación directa puede elevar el ánimo y promover un estado de ánimo positivo. Agregar unas gotas de aceite de ylang-ylang a un aceite portador para masajes o incorporarlo en una mezcla de relajación ofrece una forma lujosa y indulgente de mejorar el bienestar emocional.

El aceite esencial de incienso, obtenido de la resina del árbol Boswellia sacra, es venerado por sus efectos centradores y equilibrantes tanto en la mente como en las emociones. El aroma resinado y amaderado del aceite de incienso se ha asociado con prácticas espirituales y equilibrio emocional. Difundir el aceite de incienso o inhalar su aroma directamente puede crear un ambiente meditativo, promoviendo la paz interior y elevando el estado de ánimo. Incorporar el aceite de incienso en prácticas de atención plena o ejercicios de respiración profunda mejora la experiencia general y alivia el estrés.

Con su aroma floral rico e intoxicante, el aceite esencial de jazmín se celebra por sus propiedades mejoradoras del estado de ánimo y afrodisíacas. El aceite de jazmín se ha utilizado tradicionalmente para elevar los ánimos y evocar la alegría. Inhalando el aroma dulce y embriagador del aceite de jazmín a través de la difusión o inhalación directa puede impactar positivamente el estado de ánimo y las emociones. Agregar unas gotas de aceite de jazmín a un aceite portador para masajes o incorporarlo en una fragancia personal permite a las personas experimentar los beneficios mejoradores del estado de ánimo de este aceite lujoso y exótico.

El aceite esencial de sándalo, extraído del duramen de los árboles de sándalo, ofrece un aroma cálido y amaderado que promueve la relajación y el equilibrio emocional. El aceite de sándalo tiene propiedades centrantes que pueden ayudar a calmar la mente y reducir los sentimientos de estrés. Difundir el aceite de sándalo o inhalar su aroma directamente proporciona una experiencia calmante y meditativa, contribuyendo al bienestar general. Incorporar el aceite de sándalo en rituales de relajación o difundirlo por la noche respalda un estado de ánimo sereno y armonioso.

El aceite esencial de bergamota, derivado de la cáscara de la naranja bergamota, combina la luminosidad cítrica con propiedades equilibradoras del estado de ánimo. El aceite de bergamota contiene compuestos como el limoneno y el linalol, lo que contribuye a sus efectos estimulantes. Difundir el aceite de bergamota en el hogar o en el lugar de trabajo puede crear un ambiente alegre, ayudando a aliviar la ansiedad y promover un estado de ánimo equilibrado. Unas gotas de aceite de bergamota diluido aplicadas en puntos de pulso o agregadas a un inhalador personal proporcionan una solución conveniente y portátil para mejorar el estado de ánimo.

La aplicación de aceites esenciales para mejorar el estado de ánimo involucra varios métodos, lo que permite a las personas elegir el enfoque que mejor se adapte a sus preferencias y necesidades. La difusión es una forma popular y efectiva de disfrutar de los beneficios aromáticos de los aceites esenciales a lo largo del día. Un difusor ultrasónico o un difusor de aromaterapia simple permite que las personas dispersen fragancias que mejoran el estado de ánimo en el aire, creando un ambiente positivo y estimulante en sus espacios de vida o trabajo.

La inhalación directa desde el frasco o mediante un inhalador personal ofrece un método rápido y portátil para acceder a las propiedades que mejoran el estado de ánimo de los aceites esenciales. Este enfoque es beneficioso durante momentos de baja energía o cuando se necesita un impulso positivo en el estado de ánimo. Inhalando los aromas encantadores de aceites seleccionados, como cítricos, lavanda o jazmín, puede ayudar a cambiar estados emocionales y crear una perspectiva más positiva.

Cuando se diluyen adecuadamente con un aceite portador, la aplicación tópica de aceites esenciales permite a las personas experimentar los efectos que mejoran el estado de ánimo directamente en su piel. Crear una mezcla diluida y aplicarla en puntos de pulso, como las muñecas, el cuello o las sienes, facilita la absorción de los compuestos bioactivos. Este método sostiene de manera efectiva una liberación sutil y continua de las propiedades que mejoran el estado de ánimo de los aceites a lo largo del día.

Crear mezclas personalizadas para mejorar el estado de ánimo permite a las personas adaptar su enfoque a necesidades y preferencias específicas. Una mezcla brillante y estimulante para el uso matutino puede incluir aceites cítricos como bergamota, limón y naranja. Difundir esta mezcla por la mañana o aplicarla tópicamente puede proporcionar un comienzo natural y positivo del día. Para relajarse por la noche, una combinación de lavanda, incienso e ylang-ylang se puede difundir o aplicar, creando una atmósfera serena y equilibrante para el estado de ánimo.

En conclusión, los aceites esenciales ofrecen un camino natural y aromático para mejorar el estado de ánimo. Su capacidad para influir en las emociones y generar cambios positivos en el estado de ánimo los convierte en herramientas valiosas para respaldar el bienestar emocional. Ya sea inhalado a través de la difusión, aplicado tópicamente o incorporado en mezclas personalizadas, los aceites esenciales brindan un medio versátil y placentero para fomentar un estado emocional positivo y equilibrado. Como con cualquier práctica de bienestar, es crucial priorizar la seguridad, la dilución adecuada y las consideraciones individuales. Integrar los aceites esenciales en las rutinas diarias capacita a las personas para aprovechar el potencial que mejora el estado de ánimo de los extractos botánicos de la naturaleza, promoviendo un enfoque holístico y sostenible hacia el bienestar emocional.

Apoyo al sueño con aceites esenciales

Un sueño de calidad es fundamental para el bienestar general, afectando la salud física, la claridad mental y la resistencia emocional. Los aceites esenciales derivados de plantas aromáticas han ganado reconocimiento por su capacidad para promover la relajación y crear un entorno propicio para un sueño reparador. Los compuestos aromáticos en los aceites esenciales interactúan con el sistema olfativo, influyendo en el sistema límbico del cerebro, que regula las emociones, incluyendo las respuestas al estrés y la relajación. Incorporar aceites esenciales en la rutina antes de acostarse ofrece un enfoque natural y aromático para apoyar el sueño, ayudando a las personas a relajarse, aliviar el estrés y disfrutar de una noche más tranquila.

El aceite esencial de lavanda es conocido y ampliamente utilizado para apoyar el sueño. Renombrada por sus propiedades calmantes y relajantes, la lavanda tiene una larga historia de promover la relajación y reducir la ansiedad. Inhalando el suave y floral aroma del aceite de lavanda antes de acostarse, ya sea mediante difusión o inhalación directa, señala al sistema nervioso que se relaje, creando una atmósfera tranquila propicia para el sueño. Además, incorporar unas gotas de aceite de lavanda diluido en un masaje antes de dormir o en un baño tibio mejora la experiencia general de relajación, contribuyendo a una noche de sueño más reparador.

El aceite esencial de manzanilla, especialmente la variedad de manzanilla romana, es otro aceite valioso para apoyar el sueño. El suave y herbáceo aroma de la manzanilla tiene propiedades calmantes que ayudan a calmar la mente e inducir la relajación. Inhalando el delicado aroma del aceite de manzanilla mediante difusión o inhalación directa antes de acostarse promueve una sensación de tranquilidad. Unas gotas de aceite de manzanilla diluido aplicado en puntos de pulso o añadido a una compresa tibia ofrecen una forma suave y aromática de entrar en un sueño reparador. El aceite de manzanilla es especialmente beneficioso para personas con insomnio o dificultades para conciliar el sueño.

El aceite esencial de incienso, obtenido de la resina del árbol Boswellia sacra, contribuye al apoyo al sueño con sus efectos centradores y equilibrantes. El aceite de incienso ha sido asociado con prácticas espirituales y relajación, convirtiéndolo en una adición valiosa a las rutinas antes de acostarse. Difundir el aceite de incienso o inhalar su aroma directamente antes de dormir crea una atmósfera meditativa, llevando la mente a un estado tranquilo. Incorporar el aceite de incienso en prácticas de relajación, como la respiración profunda o la meditación, mejora la experiencia general de inducción al sueño.

El aceite esencial de bergamota, derivado de la cáscara de la naranja bergamota, combina el brillo cítrico con propiedades calmantes, convirtiéndolo en una opción emocionante para el apoyo al sueño. El aceite de bergamota contiene compuestos como el linalol y el limoneno, contribuyendo a sus efectos relajantes. Difundir el aceite de bergamota por la noche o inhalar su aroma directamente puede crear un ambiente positivo y sereno, ayudando a aliviar el estrés y preparar la mente para el sueño. Unas gotas de aceite de bergamota diluido aplicado en puntos de pulso o añadido a una mezcla antes de dormir ofrece una solución suave y aromática para relajarse.

El aceite esencial de cedro, extraído de la madera de los árboles de cedro, es reconocido por sus efectos centradores y calmantes en el sistema nervioso. El cálido y amaderado aroma del aceite de cedro promueve una sensación de seguridad y relajación. Difundir el aceite de cedro en la habitación o inhalar su aroma directamente antes de acostarse puede contribuir a un entorno de sueño pacífico y reparador. Añadir unas gotas de aceite de cedro diluido en una almohada o incorporarlo en una mezcla de masaje antes de acostarse proporciona un ritual reconfortante y aromático para apoyar el sueño.

El aceite esencial de vetiver, derivado de las raíces de la planta Vetiveria zizanioides, ofrece un aroma profundo y terroso que promueve la relajación y el sueño. El aceite de vetiver tiene propiedades centradoras y calmantes, siendo beneficioso para personas que lidian con inquietud o pensamientos acelerados al acostarse. Difundir el aceite de vetiver por la noche o inhalar su aroma directamente antes de dormir puede ayudar a calmar la mente y crear una atmósfera propicia para un sueño reparador. Añadir unas gotas de aceite de vetiver diluido a una mezcla antes de acostarse o aplicarlo en las plantas de los pies mejora sus efectos de apoyo al sueño.

El aceite esencial de melisa, extraído de las hojas de la planta Melissa officinalis, es conocido por sus propiedades calmantes y sedantes suaves. El aroma cítrico y herbáceo del aceite de melisa tiene una influencia relajante en el sistema nervioso. Difundir el aceite de melisa en la habitación o inhalar su aroma directamente antes de acostarse puede ayudar a promover la relajación y preparar la mente para el sueño. Añadir unas gotas de aceite de melisa diluido a un masaje antes de acostarse o a un baño tibio proporciona una forma suave y aromática de apoyar una noche de sueño reparador.

Aplicar aceites esenciales para apoyar el sueño implica varios métodos, permitiendo a las personas elegir el enfoque que mejor se adapte a sus preferencias y necesidades. La difusión es una forma popular y efectiva de disfrutar de los beneficios aromáticos de los aceites esenciales durante toda la noche. El uso de un difusor ultrasónico o un simple difusor de aromaterapia permite a las personas dispersar los aromas inductores del sueño en el aire, creando una atmósfera calmante y relajante en su habitación.

La inhalación directa desde el frasco o mediante un inhalador personal ofrece un método rápido y portátil para acceder a las propiedades de apoyo al sueño de los aceites esenciales. Este enfoque beneficia a las personas que pueden tener dificultades para conciliar el sueño o necesitan apoyo durante los viajes. Inhalando los vapores relajantes de aceites seleccionados, como lavanda, manzanilla o cedro, puede ayudar a señalar al cuerpo y la mente que es hora de relajarse y prepararse para el sueño.

Cuando se diluyen adecuadamente con un aceite portador, la aplicación tópica de aceites esenciales permite a las personas experimentar los efectos inductores del sueño directamente en su piel. Crear una mezcla diluida y aplicarla en puntos de pulso, como las muñecas, el cuello o las sienes, facilita la absorción de los compuestos bioactivos. Este método sostiene de manera efectiva una liberación sutil y continua de las propiedades de apoyo al sueño de los aceites a lo largo de la noche. Un masaje antes de acostarse con una mezcla inductora del sueño mejora la relajación y proporciona un sueño más reparador.

Los baños infusionados con aceites esenciales ofrecen una experiencia lujosa e inmersiva de apoyo al sueño. Agregar algunas gotas de aceites inductores del sueño a un baño tibio permite que las moléculas aromáticas se inhalen mientras la piel absorbe los compuestos beneficiosos. Este método es especialmente efectivo para personas que lidian con estrés o tensión que puede interferir con el sueño. Incorporar sales de Epsom en el baño puede mejorar aún más los efectos relajantes e inductores del sueño.

Crear mezclas personalizadas para el apoyo al sueño permite a las personas adaptar su enfoque a necesidades y preferencias específicas. Una mezcla calmante antes de acostarse puede incluir aceites esenciales de lavanda, manzanilla e incienso combinados con un aceite portador para aplicación tópica o agregados a un difusor para inhalación. Experimentar con combinaciones básicas de aceites capacita a las personas para descubrir sus mezclas preferidas para una noche de sueño reparador.

En conclusión, los aceites esenciales ofrecen un camino natural y aromático de apoyo al sueño. Su capacidad para influir en el sistema nervioso, inducir la relajación y crear un entorno tranquilizador los convierte en herramientas valiosas para promover un sueño reparador. Ya sea inhalado a través de la difusión, aplicado tópicamente o incorporado en mezclas personalizadas, los aceites esenciales proporcionan un medio versátil y placentero para mejorar la calidad del sueño. Al igual que con cualquier práctica de bienestar, es crucial priorizar la seguridad, la dilución adecuada y las consideraciones individuales. Integrar aceites esenciales en las rutinas antes de acostarse capacita a las personas para aprovechar el potencial inductor del sueño de los extractos botánicos de la naturaleza, fomentando un enfoque holístico y sostenible para lograr un sueño reparador y rejuvenecedor.

CAPÍTULO VII

Integración de Aceites Esenciales en las Rutinas Diarias

Creación de un–Ritual Matutino

Crear un ritual matutino impregnado con las propiedades aromáticas y refrescantes de los aceites esenciales puede establecer un tono positivo para el día que comienza, fomentando una sensación de intención, equilibrio y vitalidad. Los aceites esenciales, derivados de plantas aromáticas, contienen compuestos bioactivos que interactúan con el sistema olfativo, influyendo en el sistema límbico del cerebro responsable de las emociones, recuerdos y regulación del estado de ánimo. Incorporar estos extractos naturales en la rutina matutina permite aprovechar sus cualidades estimulantes y energizantes, mejorando el bienestar general.

Los aceites esenciales cítricos, como el bergamota, limón, naranja y pomelo, son conocidos por sus fragancias brillantes y refrescantes. Estos aceites despiertan los sentidos y proporcionan un impulso de energía, haciéndolos ideales para un ritual matutino. Difundir aceites cítricos por la mañana crea un ambiente vibrante y positivo, ayudando a disipar la somnolencia y elevar el estado de ánimo. Inhalando el aroma refrescante de los aceites cítricos directamente del frasco o a través de la difusión indica al cerebro que despierte y abrace el nuevo día. Las notas cítricas de estos aceites añaden un toque de frescura a la rutina matutina, creando una experiencia sensorial que fomenta la alerta y la positividad.

El aceite esencial de menta es una adición dinámica a un ritual matutino con su aroma refrescante y mentolado. El compuesto activo mentol en el aceite de menta estimula la mente y puede ayudar a aumentar la alerta. Inhalando el revitalizante aroma del aceite de menta mediante difusión o inhalación directa proporciona un estímulo rápido y refrescante. Agregar unas gotas de aceite de menta diluido a un gel de ducha matutino o aplicarlo en la parte posterior del cuello crea una sensación de frescura, contribuyendo a una sensación de vigilia y claridad mental. La capacidad del aceite de menta para despejar la mente lo convierte en un aliado valioso para empezar el día con enfoque y energía.

El aceite esencial de eucalipto, conocido por sus beneficios refrescantes y respiratorios, aporta aire fresco a un ritual matutino. El aroma nítido y alcanforado del aceite de eucalipto puede ayudar a despejar las vías nasales y promover una sensación de vitalidad. Difundir aceite de eucalipto por la mañana o inhalar su aroma directamente puede ser especialmente beneficioso durante cambios estacionales o al buscar vigorizar el sistema respiratorio. El perfil aromático del aceite de eucalipto añade un elemento revitalizante a la rutina matutina, contribuyendo a una sensación de rejuvenecimiento y preparación para el día que viene.

El aceite esencial de melisa, extraído de las hojas de la planta Melissa officinalis, ofrece un aroma calmante y cítrico que promueve la concentración y la claridad mental. Inhalando el fresco aroma del aceite de melisa mediante difusión o inhalación directa por la mañana puede ayudar a crear una mentalidad centrada y equilibrada. Agregar unas gotas de aceite de melisa diluido a una mezcla para difusor o aplicarlo en puntos de pulso proporciona una forma suave y aromática de mejorar la concentración y promover una perspectiva positiva. La capacidad del aceite de melisa para calmar la mente lo convierte en un recurso valioso para personas que buscan un comienzo consciente e intencional para su día.

El aceite esencial de romero, derivado de la hierba aromática Rosmarinus officinalis, es conocido por sus propiedades potenciadoras cognitivas. El aroma refrescante y herbáceo del aceite de romero se ha asociado con una mejora en el enfoque, la memoria y la alerta mental. Difundir aceite de romero por la mañana o inhalar su aroma directamente puede estimular la mente y promover una sensación de vigilia. Incorporar aceite de romero en una mezcla matutina para masajes o aplicarlo en puntos de pulso contribuye al apoyo cognitivo, siendo una excelente elección para aquellas personas que buscan comenzar su día con claridad mental y agudeza.

Crear un ritual matutino con aceites esenciales implica varios métodos, permitiendo a las personas adaptar su enfoque a necesidades y preferencias específicas. La difusión es una forma popular y efectiva de disfrutar de los beneficios aromáticos de los aceites esenciales a lo largo de la mañana. Un difusor ultrasónico o un simple difusor de aromaterapia permite a las personas dispersar los aromas vigorizantes en el aire, creando una atmósfera energizante y positiva en sus espacios de vida o trabajo.

La inhalación directa desde el frasco o mediante un inhalador personal ofrece un método rápido y portátil para acceder a las propiedades estimulantes de los aceites esenciales. Este enfoque beneficia a las personas que necesitan un impulso de energía natural durante el trayecto matutino o la transición de casa al trabajo. Inhalando los aromas revitalizantes de aceites seleccionados, como cítricos, menta o romero, puede ayudar a establecer un tono positivo y enfocado para el día.

Cuando se diluyen adecuadamente con un aceite portador, la aplicación tópica de aceites esenciales permite a las personas experimentar los efectos revitalizantes directamente en su piel. Crear una mezcla diluida y aplicarla en puntos de pulso, como las muñecas, el cuello o las sienes, facilita la absorción de los compuestos bioactivos. Este método sostiene de manera efectiva una liberación sutil y continua de las propiedades energizantes de los aceites a lo largo de la mañana. Un masaje matutino utilizando una mezcla de aceites estimulantes brinda una experiencia sensorial y revitalizante.

Incorporar aceites esenciales en las rutinas de cuidado de la piel o aseo matutinas ofrece un enfoque multisensorial para comenzar el día. Agregar algunas gotas de un aceite refrescante, como cítricos o menta, a un limpiador facial, hidratante o crema de afeitar puede proporcionar un elemento vital y aromático a la rutina matutina. La experiencia sensorial de los aceites mejora el ritual general, creando un entorno positivo y estimulante para el día que comienza.

Prácticas conscientes, como la respiración profunda o la meditación, pueden mejorarse con el apoyo aromático de los aceites esenciales. Difundir aceites calmantes como lavanda o incienso durante una sesión de meditación matutina crea una atmósfera serena y enfocada. Inhalando los aromas relajantes de estos aceites permite a las personas centrarse y establecer intenciones positivas para el día. Incorporar la atención plena en un ritual matutino con aceites esenciales proporciona un enfoque holístico para el bienestar, abordando aspectos mentales y emocionales.

En conclusión, incorporar aceites esenciales en un ritual matutino ofrece un enfoque natural y aromático para comenzar el día con intención y vitalidad. Las fragancias estimulantes de cítricos, menta, eucalipto, melisa y romero contribuyen a una mentalidad positiva y enérgica. Ya sea difundidos, inhalados, aplicados tópicamente o integrados en prácticas de atención plena, los aceites esenciales proporcionan un medio versátil y placentero para mejorar la rutina matutina. Al igual que con cualquier práctica de bienestar, es crucial priorizar la seguridad, la dilución adecuada y las consideraciones individuales. Integrar aceites esenciales en los rituales matutinos capacita a las personas para aprovechar el potencial estimulante y energizante de los extractos botánicos de la naturaleza, fomentando un enfoque holístico y sostenible para el bienestar.

Aceites Esenciales en Prácticas de Autocuidado

En las prácticas modernas de autocuidado, los aceites esenciales han surgido como aliados poderosos y versátiles, contribuyendo al bienestar físico, emocional y mental. Provenientes de plantas aromáticas, estos extractos concentrados contienen compuestos bioactivos que interactúan con el cuerpo y la mente, ofreciendo un enfoque natural y holístico para el autocuidado. La incorporación de aceites esenciales en las rutinas de autocuidado mejora la experiencia general, brindando a las personas un camino sensorial y terapéutico hacia la relajación, rejuvenecimiento y equilibrio.

Una de las principales formas en que los aceites esenciales contribuyen al autocuidado es a través de su capacidad para promover la relajación y aliviar el estrés. En el mundo actual, rápido y exigente, el estrés se ha vuelto ubicuo en la vida diaria, afectando tanto la salud física como mental. Aceites esenciales como lavanda, manzanilla e incienso son conocidos por sus propiedades calmantes. Inhalando el aroma reconfortante del aceite de lavanda, ya sea mediante difusión o inhalación directa, señala al cerebro que induzca la relajación, ayudando a aliviar la tensión y el estrés. De manera similar, el aceite esencial de manzanilla, con su aroma suave y herbáceo, tiene un efecto tranquilizante en el sistema nervioso, convirtiéndolo en un compañero ideal para momentos de autocuidado. El aceite esencial de incienso, a menudo asociado con prácticas espirituales, tiene propiedades que ayudan a las personas a encontrar un sentido de equilibrio y calma en medio del caos de la vida diaria.

Además del alivio del estrés, los aceites esenciales respaldan el bienestar emocional. Los compuestos aromáticos en aceites como bergamota, ylang-ylang y rosa pueden elevar el ánimo y promover una mentalidad positiva. El aceite esencial de bergamota, derivado de la cáscara de la naranja bergamota, combina el brillo cítrico con propiedades equilibradoras del estado de ánimo. Difundir aceite de bergamota en el hogar o lugar de trabajo puede crear un ambiente alegre, ayudando a aliviar la ansiedad y promover el equilibrio emocional. El aceite esencial de ylang-ylang, celebrado por su fragancia dulce y exótica, tiene propiedades calmantes que pueden reducir el estrés y promover la relajación, contribuyendo al bienestar emocional. El aceite esencial de rosa, derivado de los pétalos de la flor de rosa, se asocia con sentimientos de amor y confort. Inhalando el aroma floral del aceite de rosa puede tener un efecto calmante en las emociones, convirtiéndolo en una adición valiosa a las prácticas de autocuidado centradas en nutrir el espíritu. La

integración de aceites esenciales en las rutinas de cuidado de la piel mejora la experiencia sensorial del autocuidado, proporcionando beneficios físicos y emocionales. Aceites como el árbol de té, lavanda y manzanilla son adecuados para el cuidado de la piel, ofreciendo propiedades que respaldan una piel saludable y contribuyen a un ritual de autocuidado lujoso y nutritivo. El aceite esencial de árbol de té, conocido por sus propiedades antimicrobianas, se puede agregar a formulaciones para el cuidado de la piel para abordar imperfecciones y promover una piel clara. Con sus propiedades calmantes y antiinflamatorias, el aceite esencial de lavanda es suave en la piel y se puede incorporar en productos para el cuidado de la piel o aplicarse tópicamente para calmar la piel irritada. El aceite esencial de manzanilla, especialmente la variedad de manzanilla romana, es célebre por sus efectos antiinflamatorios y calmantes, siendo una excelente elección para pieles sensibles. La incorporación de estos aceites en las prácticas de cuidado de la piel transforma las tareas rutinarias en momentos de autocomplacencia, fomentando una conexión más profunda con uno mismo y promoviendo un cutis radiante.

La aromaterapia, la práctica de usar aceites esenciales con fines terapéuticos, es un pilar del autocuidado que involucra el sentido del olfato para influir en las emociones y promover el bienestar. Difundir aceites esenciales, como eucalipto, menta o limón, crea un ambiente aromático que mejora la experiencia general de autocuidado. Con sus beneficios refrescantes y respiratorios, el aceite esencial de eucalipto se puede difundir para promover una respiración clara y una sensación de vitalidad. El aceite esencial de menta, conocido por sus propiedades estimulantes y energizantes, eleva el ánimo y contribuye a la claridad mental cuando se difunde. Con su aroma brillante y cítrico, el aceite esencial de limón crea una atmósfera positiva y estimulante, siendo una excelente opción para mejorar los rituales de autocuidado.

El masaje, combinado con los beneficios terapéuticos de los aceites esenciales, se convierte en una práctica holística de autocuidado que aborda el bienestar físico y emocional. Aceites como lavanda, manzanilla y eucalipto son populares en mezclas para masajes, ofreciendo relajación, efectos calmantes y apoyo respiratorio. El aceite esencial de lavanda, diluido con un aceite portador, se puede aplicar mediante un masaje suave para promover la relajación y liberar la tensión muscular. Con sus propiedades antiinflamatorias, el aceite esencial de manzanilla contribuye a una experiencia de masaje calmante y reconfortante. Cuando se mezcla con un aceite portador, el aceite esencial de eucalipto proporciona una sensación fresca y revitalizante, siendo adecuado para prácticas de masaje centradas en la revitalización y el alivio de la tensión. La combinación de tacto y aroma en un masaje con aceites esenciales mejora el viaje de autocuidado, fomentando una sensación de conexión y rejuvenecimiento.

Los aceites esenciales también encuentran su lugar en la atención plena y la meditación, enriqueciendo la experiencia de autocuidado con una conexión más profunda con el momento presente. Aceites como incienso, sándalo y cedro son venerados por sus efectos centradores y equilibradores, convirtiéndolos en valiosos compañeros para prácticas contemplativas. El aceite esencial de incienso, con su aroma resinado y amaderado, se ha utilizado en rituales espirituales durante siglos. Inhalando el aroma del aceite de incienso durante la meditación crea una atmósfera meditativa, promoviendo la paz interior y la tranquilidad. El aceite esencial de sándalo, extraído del duramen de los árboles de sándalo, tiene un aroma cálido y amaderado que fomenta la concentración y la claridad mental durante las prácticas de atención plena. Con sus propiedades centradoras, el aceite esencial de cedro apoya un estado mental equilibrado y centrado, siendo una excelente elección para la meditación. La incorporación de aceites esenciales en la atención plena eleva la experiencia sensorial, facilitando una conexión más profunda con uno mismo y el entorno circundante.

En conclusión, los aceites esenciales son compañeros valiosos en las prácticas de autocuidado, mejorando el bienestar físico, emocional y mental. Desde el alivio del estrés y el equilibrio emocional hasta el cuidado de la piel y la aromaterapia, estos extractos aromáticos contribuyen a un enfoque holístico y sensorial del autocuidado. Ya sea difundidos, aplicados tópicamente o incorporados en prácticas de masaje y atención plena, los aceites esenciales ofrecen un medio versátil y placentero para cuidar de uno mismo. Al igual que con cualquier práctica de bienestar, es crucial priorizar la seguridad, la dilución adecuada y las consideraciones individuales. Integrar aceites esenciales en las rutinas de autocuidado capacita a las personas para aprovechar el potencial terapéutico de los extractos botánicos de la naturaleza, fomentando un enfoque holístico y sostenible para el bienestar.

Mejorando tu rutina nocturna

A medida que el día llega a su fin y las demandas de la vida diaria disminuyen, la noche se convierte en un momento propicio para participar en prácticas de autocuidado que fomenten la relajación, el equilibrio y una transición tranquila hacia la noche. Los aceites esenciales, derivados de plantas aromáticas, desempeñan un papel significativo en mejorar la rutina nocturna, ofreciendo un enfoque natural y terapéutico para relajar el cuerpo y la mente. Ya sea a través de la difusión, la aplicación tópica o la incorporación en rituales nocturnos como baños y rutinas antes de dormir, los aceites esenciales proporcionan una experiencia serena y rejuvenecedora que prepara a las personas para una noche de sueño reparador.

El aceite esencial de lavanda, venerado por sus propiedades calmantes y relajantes, realza la rutina nocturna. El aroma suave y floral de la lavanda tiene una reputación de larga data por promover la relajación y reducir la ansiedad. Difundir el aceite de lavanda por la noche crea una atmósfera tranquila, indicando al sistema nervioso que se relaje y se prepare para dormir. Inhalando el aroma calmante del aceite de lavanda directamente o incorporando unas gotas en un baño antes de dormir brinda una experiencia sensorial y relajante, convirtiéndolo en un compañero esencial para aquellos que buscan una transición sin problemas desde el ajetreo del día hasta la tranquilidad de la noche.

El aceite esencial de manzanilla, especialmente la variedad de manzanilla romana, es otra adición valiosa a la rutina nocturna. Conocido por su aroma suave y herbáceo, el aceite de manzanilla tiene propiedades calmantes que pueden ayudar a inducir la relajación y aliviar el estrés. Difundir el aceite de manzanilla por la noche o inhalar su aroma directamente antes de acostarse promueve una sensación de tranquilidad. Agregar unas gotas de aceite de manzanilla diluido en una compresa tibia o incorporarlo en una mezcla para masajes contribuye a un preludio relajante y aromático para dormir. La capacidad del aceite de manzanilla para calmar el sistema nervioso lo convierte en una excelente opción para personas que buscan relajarse y liberar tensiones por la noche.

El aceite esencial de incienso, obtenido de la resina del árbol Boswellia sacra, contribuye a la rutina nocturna con sus efectos centradores y equilibradores. El aroma resinado y amaderado del aceite de incienso se ha asociado con prácticas espirituales y equilibrio emocional. Difundir el aceite de incienso por la noche o inhalar su aroma directamente crea una atmósfera meditativa, fomentando una sensación de paz interior y tranquilidad. Incorporar el aceite de incienso en prácticas de atención plena o relajación, como ejercicios de respiración profunda, mejora la experiencia general de la noche, preparando la mente para una noche de sueño reparador.

El aceite esencial de bergamota, derivado de la cáscara de la naranja bergamota, combina la luminosidad cítrica con propiedades equilibradoras del estado de ánimo, convirtiéndolo en una adición encantadora a la rutina nocturna. El aceite de bergamota contiene compuestos como limoneno y linalool, contribuyendo a sus efectos estimulantes. Difundir el aceite de bergamota por la noche puede crear un ambiente alegre, ayudando a aliviar el estrés y promover el equilibrio emocional. Unas gotas de aceite de bergamota diluido aplicadas en puntos de pulso o incorporadas en una mezcla para la relajación ofrecen una solución calmante y aromática para relajarse después de un día ajetreado.

El aceite esencial de madera de cedro, extraído de la madera de los árboles de cedro, es reconocido por sus efectos centradores y calmantes en el sistema nervioso. El aroma cálido y amaderado del aceite de cedro contribuye a una atmósfera serena por la noche. Difundir el aceite de cedro antes de acostarse o inhalar su aroma directamente promueve la relajación y la tranquilidad mental. Agregar unas gotas de aceite de cedro diluido en una mezcla para masajes nocturna o incorporarlo en una rutina antes de acostarse brinda un ritual reconfortante y aromático que indica al cuerpo y la mente que se preparen para dormir. La capacidad del aceite de cedro para inducir una sensación de seguridad y calma lo convierte en un activo valioso para crear un santuario nocturno.

El aceite esencial de ylang-ylang, derivado de las flores del árbol Cananga odorata, ofrece una fragancia dulce y exótica con propiedades que mejoran el estado de ánimo. Por la noche, el aceite de ylang-ylang contribuye a una experiencia relajante e indulgente. Difundir el aceite de ylang-ylang antes de acostarse o inhalar su aroma directamente promueve un estado de ánimo positivo y sereno. Agregar unas gotas de aceite de ylang-ylang diluido en un baño tibio o incorporarlo en una mezcla para masajes antes de dormir mejora la rutina nocturna, creando una atmósfera lujosa y aromática que respalda el bienestar emocional y la relajación.

Crear una rutina nocturna con aceites esenciales implica diversos métodos, lo que permite a las personas adaptar su enfoque a necesidades y preferencias específicas. La difusión sigue siendo una forma popular y efectiva de disfrutar de los beneficios aromáticos de los aceites esenciales durante la noche. Un difusor ultrasónico o de aromaterapia simple permite que las personas dispersen aromas relajantes en el aire, creando una atmósfera tranquila y relajante en sus espacios de vida o descanso. La

inhalación directa desde el frasco o a través de un inhalador personal ofrece un método rápido y portátil para acceder a las propiedades relajantes de los aceites esenciales. Este enfoque beneficia a las personas que necesitan apoyo para relajarse durante los viajes o al hacer la transición de trabajo a casa. Inhalando los aromas tranquilizantes de aceites seleccionados, como lavanda, manzanilla o ylang-ylang, puede ayudar a crear una sensación de serenidad y relajación por la noche.

Cuando se diluyen adecuadamente con un aceite portador, la aplicación tópica de aceites esenciales permite que las personas experimenten los efectos relajantes directamente en su piel. Crear una mezcla diluida y aplicarla en puntos de pulso, como las muñecas, el cuello o las sienes, facilita la absorción de los compuestos bioactivos. Este método sostiene de manera efectiva una liberación sutil y continua de las propiedades relajantes de los aceites a lo largo de la noche. Un suave masaje usando una mezcla nocturna contribuye a la relajación y prepara el cuerpo para un sueño reparador.

Incorporar aceites esenciales en una rutina nocturna de cuidado de la piel mejora la experiencia sensorial y brinda beneficios adicionales para la salud de la piel. Agregar unas gotas de aceites relajantes, como lavanda o manzanilla, a una crema hidratante nocturna o aceite facial crea un tratamiento lujoso y aromático para la piel. Las propiedades calmantes de estos aceites contribuyen a un ritual relajante para el cuidado de la piel, promoviendo el bienestar físico y emocional.

Los baños infusionados con aceites esenciales ofrecen una experiencia lujosa e inmersiva para la rutina nocturna. Agregar unas gotas de aceites relajantes a un baño tibio permite que las moléculas aromáticas se inhalen mientras la piel absorbe los compuestos beneficiosos. Este método es particularmente efectivo para personas que lidian con el estrés o la tensión que podría interferir con una noche de sueño reparador. Incorporar sales de Epsom en el baño mejora los efectos relajantes y reconfortantes, creando un ritual terapéutico e indulgente para la noche.

Prácticas conscientes, como la meditación o estiramientos suaves, pueden mejorarse con el apoyo aromático de los aceites esenciales. Difundir aceites como incienso o madera de cedro durante una sesión de meditación nocturna crea una atmósfera serena y centrada. Inhalando los aromas fundamentales de estos aceites permite que las personas se centren y liberen las tensiones del día. Incorporar la atención plena en una rutina nocturna con aceites esenciales proporciona un enfoque holístico para la relajación, abordando tanto los aspectos físicos como mentales.

En conclusión, los aceites esenciales ofrecen un camino natural y aromático para mejorar la rutina nocturna. Las propiedades relajantes y calmantes de la lavanda, manzanilla, incienso, bergamota, madera de cedro y ylang-ylang contribuyen a una atmósfera tranquila y reparadora. Ya sea difundidos, inhalados, aplicados tópicamente o incorporados en baños y rituales de cuidado de la piel, los aceites esenciales proporcionan un medio versátil y placentero para crear una experiencia serena y rejuvenecedora por la noche. Al igual que con cualquier práctica de bienestar, es crucial priorizar la seguridad, la dilución adecuada y las consideraciones individuales. Integrar los aceites esenciales en la rutina nocturna capacita a las personas para aprovechar el potencial terapéutico de los extractos botánicos de la naturaleza, fomentando un enfoque holístico y sostenible para la relajación y el bienestar.

CAPÍTULO VIII

Explorando Técnicas Avanzadas de Mezcla

Comprender las Notas en los Aceites Esenciales

Entender el intrincado mundo de los aceites esenciales implica sumergirse en el concepto de notas, un aspecto fundamental que define el perfil aromático, la longevidad y la composición general de estos preciosos extractos. En perfumería y aromaterapia, el término "notas" se refiere a la clasificación de componentes aromáticos según sus tasas de evaporación. Los aceites esenciales comprenden una mezcla compleja de compuestos volátiles con aromas únicos, propiedades terapéuticas y tasas de evaporación distintas. Al categorizar estos compuestos en notas superiores, medias e inferiores, los practicantes y entusiastas obtienen información sobre cómo los aceites interactúan, se mezclan y contribuyen a la experiencia olfativa general.

Comenzando con las notas superiores, son los aromas iniciales que saludan los sentidos cuando se encuentra un aceite esencial por primera vez. Las notas superiores se caracterizan por sus aromas ligeros, frescos y a menudo cítricos. Son los componentes más volátiles, evaporándose rápidamente y proporcionando la primera impresión de una mezcla. Ejemplos de aceites esenciales de nota superior incluyen cítricos como limón, naranja y bergamota, y aceites herbales como menta y eucalipto. Las cualidades refrescantes y estimulantes de las notas superiores las hacen ideales para crear una sensación de alerta y frescura, siendo adecuadas para mezclas diurnas o energizantes.

Pasando a las notas medias, también conocidas como notas de corazón, estos aromas surgen una vez que las notas superiores se han disipado. Las notas medias contribuyen al cuerpo y la plenitud de una mezcla de aceites esenciales, creando una transición armoniosa entre la explosión inicial de aroma y las notas de base más duraderas. Las notas medias suelen ser florales, herbales o especiadas, añadiendo complejidad a la fragancia. Aceites esenciales familiares de nota media incluyen lavanda, romero, manzanilla y geranio. Estos aceites equilibran una mezcla, conectando las efímeras notas superiores con las notas de base más profundas y duraderas.

Las notas de base forman la base de una mezcla de aceites esenciales, ofreciendo riqueza, profundidad y longevidad. Estas notas se caracterizan por sus aromas pesados, terrosos y fundamentales. Las notas de base se evaporan lentamente, persistiendo en la piel y en el aire durante un período prolongado. Aceites esenciales en esta categoría incluyen aromas amaderados como el cedro y el sándalo, aceites resinosos como el incienso y la mirra, y aromas ricos y balsámicos como la vainilla y el pachulí. Las notas de base contribuyen a la longevidad general de una mezcla y proporcionan una sensación de calidez, estabilidad y profundidad, siendo esenciales para crear fragancias redondas y perdurables.

Comprender la interacción de las notas superiores, medias e inferiores es crucial para elaborar mezclas de aceites esenciales equilibradas y armoniosas. Una mezcla bien estructurada incluye una combinación reflexiva de notas para crear una experiencia olfativa dinámica y evolutiva. Por ejemplo, una mezcla refrescante y energizante podría comenzar con notas superiores como aceites cítricos para un estallido refrescante, seguido de notas medias como lavanda o menta para agregar complejidad, y anclada por notas de base como cedro o pachulí para un acabado duradero y reconfortante.

Además, el concepto de notas se extiende más allá de los aceites individuales a la composición general de una mezcla. Los practicantes de aceites esenciales a menudo se refieren a la "pirámide de notas" o "pirámide de fragancias" para visualizar la disposición de las notas en una mezcla particular. El concepto de pirámide refleja la jerarquía de las tasas de evaporación, con las notas superiores en la cima, luego las notas medias en el medio, y las notas de base en la base. Esta representación visual ayuda en la estratégica superposición de aromas, asegurando una experiencia aromática equilibrada y cohesionada.

Más allá de su papel en perfumería, la comprensión de las notas en los aceites esenciales es fundamental para la práctica de la aromaterapia. Diferentes notas tienen propiedades terapéuticas distintas, y sus tasas de evaporación influyen en la duración e intensidad de estos efectos. Por ejemplo, las notas superiores con rápida evaporación a menudo se eligen por sus cualidades estimulantes y vigorizantes, haciéndolas adecuadas para abordar estados emocionales momentáneos como el estrés o la fatiga. Las notas medias contribuyen al equilibrio emocional y pueden tener un efecto calmante o estimulante durante un período prolongado, mientras que las notas de base proporcionan una base para la relajación y el enraizamiento, respaldando el bienestar emocional a lo largo del tiempo.

Mezclar aceites esenciales requiere una comprensión matizada de la nota de cada aceite, lo que permite a los practicantes crear combinaciones armoniosas y efectivas adaptadas a necesidades específicas. Ya sea buscando una mezcla calmante para promover la relajación o una mezcla energizante para mejorar la concentración, la selección y superposición reflexiva de las notas juegan un papel fundamental en lograr los resultados aromáticos y terapéuticos deseados.

Como en cualquier forma de arte, hay un elemento de subjetividad en la apreciación y composición de las mezclas de aceites esenciales. Las preferencias personales, las influencias culturales y las sensibilidades individuales contribuyen al mundo diverso de experiencias aromáticas. Explorar y experimentar con diferentes notas permite a los entusiastas desarrollar una conexión más profunda con las sutilezas de cada aceite y perfeccionar sus habilidades en la creación de mezclas que resuenen con sus preferencias únicas.

En conclusión, comprender las notas en los aceites esenciales es crítico en las aplicaciones artísticas y terapéuticas de estos extractos aromáticos. La clasificación de notas superiores, medias e inferiores proporciona un marco para comprender el viaje olfativo de una mezcla, desde la impresión inicial hasta los efectos persistentes. Este conocimiento capacita a los practicantes y entusiastas para crear mezclas que deleiten los sentidos y ofrezcan beneficios terapéuticos matizados y dirigidos. Explorar las notas añade profundidad a la experiencia de trabajar con aceites esenciales, invitando a las personas a embarcarse en un viaje sensorial tan diverso e individualizado como los propios aceites.

Creación de Mezclas Personalizadas

Crear mezclas personalizadas usando aceites esenciales es tanto un arte como una ciencia, permitiendo a las personas adaptar experiencias aromáticas que se alinean con sus preferencias únicas, necesidades e intenciones. Los aceites esenciales, derivados de plantas aromáticas, son herramientas versátiles que ofrecen un amplio espectro de aromas y propiedades terapéuticas. La creación de mezclas personalizadas implica una combinación reflexiva de diferentes aceites, cada uno seleccionado por su aroma distintivo, nota y posibles beneficios. Ya sea buscando mejorar el estado de ánimo, abordar problemas de salud específicos o crear una fragancia única, la mezcla de aceites esenciales proporciona un enfoque creativo y holístico para el bienestar.

La base de la creación de mezclas personalizadas radica en una comprensión fundamental de los aceites individuales, sus notas y la sinergia que se puede lograr mediante combinaciones estratégicas. Cada aceite esencial tiene su propio carácter, desde las notas brillantes y estimulantes de los aceites cítricos hasta los tonos terrosos y fundamentales de maderas y resinas. Al explorar los perfiles aromáticos de varios aceites, las personas pueden construir una paleta de aromas que resuene con sus preferencias y objetivos.

El primer paso en la creación de una mezcla personalizada es identificar el propósito o tema principal de la mezcla. Ya sea buscando relajación, energía, enfoque o un sentido de equilibrio, definir la intención detrás de la mezcla sirve como principio rector para seleccionar los aceites apropiados. Por ejemplo, si el objetivo es crear una mezcla calmante para el alivio del estrés, se pueden considerar aceites con propiedades relajantes como lavanda, manzanilla e incienso. Alternativamente, si el objetivo es aumentar la energía y la concentración, los aceites vigorizantes como menta, romero y aceites cítricos podrían tomar protagonismo.

Entender las notas de los aceites esenciales es crucial para lograr una mezcla bien equilibrada y armoniosa. El concepto de notas superiores, medias e inferiores entra en juego, con cada nota contribuyendo a la experiencia olfativa general y a los efectos terapéuticos. Las notas superiores, al ser las más volátiles, proporcionan la impresión inicial y la frescura de la mezcla. Las notas medias aportan cuerpo y complejidad, mientras que las notas inferiores ofrecen profundidad y duración. Una selección reflexiva de aceites de cada categoría asegura que la mezcla se desarrolle con el tiempo, creando un viaje aromático dinámico y evolutivo.

La experimentación es un aspecto crucial de la creación de mezclas personalizadas. Implica explorar diferentes combinaciones de aceites, ajustar proporciones y perfeccionar la mezcla para lograr el efecto deseado. Crear pequeños lotes de prueba permite a las personas experimentar con la mezcla en contextos diferentes y observar cómo interactúan los aceites con el tiempo. El proceso de experimentación fomenta un enfoque lúdico e intuitivo, invitando a las personas a confiar en sus sentidos e instintos en la búsqueda de la mezcla perfecta.

Además del aspecto olfativo, considerar las propiedades terapéuticas de cada aceite mejora la eficacia general de la mezcla. Los aceites esenciales ofrecen una variedad de beneficios, como propiedades antiinflamatorias, antibacterianas, calmantes y estimulantes. Integrar aceites con efectos terapéuticos complementarios asegura que la mezcla tenga un aroma agradable y aborde objetivos específicos de bienestar. Por ejemplo, la combinación de lavanda y eucalipto puede crear una sinergia que promueva la relajación y el soporte respiratorio.

El arte de crear mezclas personalizadas se extiende más allá de los aromas individuales para crear mezclas temáticas que evocan estados de ánimo o experiencias específicas. Las mezclas estacionales, por ejemplo, permiten a las personas conectarse con las estaciones cambiantes y crear una experiencia sensorial que se alinee con la naturaleza. Una mezcla para el invierno podría incluir aceites cálidos y reconfortantes como canela y clavo, mientras que una mezcla para el verano podría presentar notas cítricas y florales para crear un ambiente refrescante y estimulante. Al infundir las mezclas con intención y elementos temáticos, las personas pueden utilizar la aromaterapia para mejorar su conexión con el entorno y crear un sentido holístico de bienestar.

Las mezclas personalizadas también se aplican en la vida diaria, desde el cuidado de la piel hasta los entornos del hogar. Crear una mezcla personalizada para el cuidado de la piel implica seleccionar aceites que aborden preocupaciones específicas de la piel mientras proporcionan un aroma agradable. Por ejemplo, combinar aceite de árbol de té con lavanda y manzanilla puede crear una mezcla calmante y antibacteriana para el cuidado de la piel. De manera similar, elaborar una mezcla para rociar en el ambiente o para un difusor permite a las personas impregnar sus espacios vitales con fragancias que fomentan la relajación, el enfoque o una sensación de limpieza.

La creación de mezclas personalizadas fomenta una conexión más profunda con los aceites esenciales y una mayor conciencia de sus efectos en el cuerpo y la mente. Anima a las personas a abordar el bienestar de manera holística, considerando tanto los aspectos sensoriales como terapéuticos de la aromaterapia. A medida que la mezcla refleja las preferencias e intenciones individuales, se convierte en un ritual personal que mejora las rutinas diarias y promueve el autocuidado.

Además, la creación de mezclas personalizadas invita a un enfoque consciente y presente hacia el bienestar. Anima a las personas a estar atentas a sus sentidos, observar las sutilezas de cada aceite y abrazar el proceso creativo de la mezcla. Esta atención plena se extiende más allá de la sesión de mezcla, fomentando una conciencia continua de las elecciones aromáticas hechas en la vida diaria. Ya sea difundiendo una mezcla calmante antes de dormir o aplicando una mezcla para mejorar el enfoque durante las horas de trabajo, el uso intencional de mezclas personalizadas se convierte en un acto consciente de autocuidado.

Para aquellos que son nuevos en el mundo de los aceites esenciales, la creación de mezclas personalizadas ofrece un punto de entrada al diverso y enriquecedor ámbito de la aromaterapia. Comenzar con una pequeña colección de aceites y experimentar con mezclas fundamentales brinda una introducción práctica y accesible a la mezcla. A medida que la confianza crece y la familiaridad con los aceites se profundiza, las personas pueden ampliar su repertorio, explorar combinaciones más complejas y perfeccionar sus habilidades de mezcla.

En conclusión, la elaboración de mezclas personalizadas con aceites esenciales es una empresa dinámica y gratificante que combina la artesanía con la intencionalidad. Empodera a las personas para que diseñen sus experiencias olfativas, abordando objetivos específicos de bienestar e impregnando la vida diaria con aromas que resuenan con sus preferencias únicas. El proceso de mezclar invita a la exploración, experimentación y a una conexión consciente con las delicias sensoriales de los aceites esenciales. Desde mejorar el estado de ánimo hasta promover la relajación, la creación de mezclas personalizadas ofrece un enfoque holístico para el bienestar que celebra la singularidad del viaje aromático de cada persona.

Medidas de seguridad en la mezcla

Garantizar la seguridad en la mezcla de aceites esenciales es primordial, ya que estos extractos potentes requieren cuidadosa consideración y respeto por su naturaleza concentrada. Si bien el proceso creativo de elaborar mezclas personalizadas puede ser una búsqueda encantadora y terapéutica, es crucial implementar estrictas medidas de seguridad para mitigar posibles riesgos y maximizar los beneficios de la aromaterapia. Desde las proporciones adecuadas de dilución hasta comprender las sensibilidades individuales, un enfoque integral de seguridad protege al usuario y mejora la efectividad general y el disfrute de la mezcla de aceites esenciales.

Una medida fundamental de seguridad al mezclar aceites esenciales es dominar el arte de la dilución. Los aceites esenciales son extractos altamente concentrados, y su aplicación directa en la piel puede provocar reacciones adversas, como irritación o sensibilización. Diluir los aceites esenciales en un aceite portador, como el de jojoba, almendra o coco, no solo asegura una aplicación más segura, sino que también facilita la distribución uniforme de la mezcla. La proporción recomendada de dilución varía según el aceite esencial específico, el uso previsto y la edad y condición de salud del individuo. Una pauta general es utilizar una dilución del 2% para adultos, lo que se traduce aproximadamente en 12 gotas de aceite esencial por onza de aceite portador. La dilución recomendada es mucho menor para niños, típicamente alrededor del 0.5% al 1%. Esta práctica de dilución logra un equilibrio entre aprovechar los beneficios terapéuticos de los aceites esenciales y protegerse contra posibles reacciones adversas.

Además, comprender el concepto de fototoxicidad es crucial para garantizar prácticas de mezcla seguras. Ciertos aceites esenciales, especialmente los cítricos como bergamota, limón y lima, contienen compuestos que vuelven la piel más sensible a la luz solar. La exposición directa a los rayos UV después de aplicar aceites fototóxicos puede provocar irritación cutánea, quemaduras o decoloración. Para prevenir reacciones fototóxicas, es esencial evitar aplicar aceites fototóxicos en la piel expuesta antes de la exposición al sol. Si se desea incluir en una mezcla, dichos aceites pueden usarse por la noche o en productos que no estarán expuestos a la luz solar, como formulaciones de cuidado nocturno o mezclas relajantes.

Otro aspecto vital de seguridad al mezclar aceites esenciales implica comprender las sensibilidades individuales y posibles reacciones alérgicas. Aunque los aceites esenciales son generalmente bien tolerados, algunas personas pueden tener sensibilidades o alergias a aceites específicos. Realizar una prueba de parche antes de una aplicación generalizada puede ayudar a identificar cualquier reacción adversa. Para realizar una prueba de parche, diluye el aceite esencial en un aceite portador y aplica una pequeña cantidad en una zona discreta de la piel, como el antebrazo interno. Controla el área durante 24 horas, buscando signos de enrojecimiento, picazón o irritación. Si se producen reacciones adversas, es recomendable evitar el uso de ese aceite en particular o ajustar la proporción de dilución.

Además, considerar la edad y la vulnerabilidad es crucial al mezclar aceites esenciales, especialmente al crear mezclas para niños, personas mayores o individuos con sistemas inmunológicos comprometidos. Los niños tienen una piel más delicada y tasas de absorción más altas, lo que los hace más susceptibles a reacciones adversas. Es fundamental adherirse a proporciones de dilución apropiadas para la edad y elegir aceites considerados seguros para grupos de edad específicos. De manera similar, las personas con ciertas condiciones de salud o tratamientos médicos deben tener precaución y consultar a profesionales de la salud antes de incorporar aceites esenciales en sus rutinas.

Seleccionar aceites esenciales de alta calidad y pureza de fuentes confiables es una medida de seguridad fundamental en la mezcla. Los aceites adulterados o sintéticos pueden contener impurezas que representan riesgos para la salud. Elegir aceites de proveedores confiables que brinden transparencia sobre el origen, las pruebas y la pureza garantiza que los aceites utilizados en las mezclas sean de la más alta calidad. Además, seguir las pautas de almacenamiento recomendadas, como mantener los aceites en botellas de vidrio oscuro alejadas de la luz solar directa y de temperaturas extremas, ayuda a mantener su integridad y potencia.

Una medida de seguridad a menudo pasada por alto implica reconocer las posibles interacciones entre los aceites esenciales y los medicamentos. Algunos aceites esenciales pueden interferir con ciertos medicamentos al potenciar o inhibir sus efectos. Las personas que toman medicamentos deben consultar a profesionales de la salud antes de incorporar nuevos aceites esenciales importantes en sus rutinas. Este paso de precaución ayuda a prevenir cualquier interacción no deseada que podría comprometer la eficacia de los medicamentos o provocar efectos adversos.

Más allá de la seguridad física, es esencial priorizar el bienestar emocional al mezclar aceites esenciales. Los aromas pueden evocar emociones y recuerdos poderosos, y ciertos olores pueden desencadenar respuestas negativas en algunas personas. Las preferencias personales, las sensibilidades culturales y las asociaciones individuales con aromas específicos contribuyen a una experiencia de mezcla positiva y placentera. Asegurarse de que los aromas elegidos se alineen con los objetivos emocionales y terapéuticos previstos promueve un viaje aromático armonioso y de apoyo.

La implementación de medidas de seguridad también se extiende al almacenamiento y manejo de los aceites esenciales durante el proceso de mezcla. Los aceites esenciales son compuestos volátiles que pueden evaporarse con el tiempo, especialmente si se exponen al aire y la luz. Sellando bien las botellas y almacenándolas en un lugar fresco y oscuro ayuda a preservar la frescura y potencia de los aceites. Al mezclar, el uso de utensilios limpios y secos, como goteros de vidrio o cucharas de acero inoxidable, evita la contaminación y mantiene la pureza de los aceites. Practicar una buena higiene durante el proceso de mezcla, incluido lavar las manos y las superficies de trabajo, añade una capa adicional de seguridad y asegura la integridad de la mezcla final.

Además, el compromiso continuo con la educación es fundamental para prácticas de mezcla seguras. El campo de la aromaterapia está en constante evolución, con nuevas investigaciones y perspectivas emergentes. Mantenerse informado sobre desarrollos en seguridad de aceites esenciales, aplicaciones y hallazgos de investigación garantiza que las prácticas de mezcla estén alineadas con el conocimiento más reciente. Participar en cursos, talleres o consultar recursos de aromaterapia confiables ayuda a construir una base sólida de conocimiento y promueve una cultura de seguridad dentro de la comunidad de aromaterapia.

En conclusión, las medidas de seguridad al mezclar aceites esenciales son esenciales para maximizar los beneficios y minimizar los riesgos potenciales asociados con estos extractos potentes. Desde la adecuada dilución y la conciencia de la fototoxicidad hasta comprender las sensibilidades individuales y considerar el bienestar emocional, un enfoque holístico de la seguridad mejora el disfrute general y la eficacia de la mezcla de aceites esenciales. Al priorizar la calidad, la educación y la aplicación reflexiva, las personas pueden embarcarse en un viaje de aromaterapia que sea creativo y terapéutico, seguro y respetuoso de la naturaleza potente de los aceites esenciales.

CAPÍTULO IX

Aceites Esenciales para Ocasiones Especiales

Aromaterapia para Celebraciones

La aromaterapia, con su profundo impacto en las emociones y el bienestar, se presenta como una adición encantadora y significativa a las celebraciones, ofreciendo una dimensión sensorial que eleva la atmósfera festiva. Ya sea en una reunión alegre, un evento importante o una ceremonia tradicional, la aromaterapia puede mejorar la experiencia general al involucrar los sentidos olfativos, evocar recuerdos y crear un ambiente que resuene con la esencia de la ocasión. El uso de aceites esenciales en la aromaterapia para celebraciones es una práctica reflexiva y versátil que se puede incorporar de diversas maneras, desde la creación de fragancias exclusivas hasta la mejora de la relajación durante las festividades.

Una de las formas más impactantes de infundir la aromaterapia en las celebraciones es creando fragancias exclusivas que se vuelven sinónimo del evento. Una mezcla personalizada de aceites esenciales, cuidadosamente elegidos para reflejar el tema o el estado de ánimo de la celebración, puede dejar una impresión duradera en los asistentes. Una mezcla con notas florales como rosa, jazmín y lavanda puede evocar romance y elegancia para una boda. Una reunión festiva durante las vacaciones podría mejorarse mediante la mezcla de aceites cálidos y especiados como canela, clavo y naranja, creando un ambiente acogedor. La clave es seleccionar aceites que resuenen con las emociones y temas asociados con la celebración, convirtiendo el evento en una experiencia multisensorial.

La difusión es un método popular para introducir la aromaterapia en espacios de celebración. El uso de difusores de aceites esenciales o máquinas difusoras de aroma permite que los aromas elegidos impregnen el aire, envolviendo el lugar en un abrazo fragante. Ya sea en la entrada de una fiesta, el área de comedor o la pista de baile, la ubicación estratégica de los difusores asegura una experiencia aromática consistente e inmersiva para todos los asistentes. La suave difusión de aceites esenciales contribuye a una atmósfera dinámica, evolucionando sutilmente a medida que avanza la celebración y añadiendo un toque de sofisticación al paisaje sensorial.

La aromaterapia también puede integrarse de manera fluida en rituales de celebración, creando momentos de relajación y conexión. Por ejemplo, incorporar aceites perfumados en estaciones de masajes o áreas de relajación del evento brinda a los asistentes la oportunidad de relajarse y disfrutar de un respiro sensorial. Aceites con propiedades calmantes, como lavanda o manzanilla, se pueden utilizar en mezclas para masajes, creando una experiencia serena y rejuvenecedora. Este enfoque no solo mejora el bienestar general de los asistentes, sino que también agrega un toque de lujo a la celebración, convirtiéndola en una experiencia memorable y holística.

Además de la difusión y los masajes, las velas perfumadas e inciensos son elementos atemporales que aportan un toque de ritual y elegancia a las celebraciones. Las velas impregnadas con aceites esenciales proporcionan iluminación ambiental y liberan sutiles fragancias a medida que arden. Ya sea el cálido resplandor de las velas en las mesas de comedor o la atmósfera etérea creada por inciensos estratégicamente colocados, estos elementos contribuyen al tapiz sensorial general de la celebración. Las llamas titilantes y las estelas aromáticas se convierten en componentes integrales del entorno festivo, mejorando el estado de ánimo y creando una experiencia envolvente.

Los momentos de celebración a menudo involucran rituales y ceremonias que tienen un significado cultural o personal. La aromaterapia puede integrarse en estos rituales, agregando profundidad e intencionalidad. Por ejemplo, ungir a los participantes de una ceremonia con aceites que llevan fragancias simbólicas o significativas puede crear una experiencia profunda y memorable. Aceites con significado espiritual o ceremonial, como incienso o mirra, pueden incorporarse a estos rituales, alineando los elementos aromáticos con el significado más profundo de la celebración.

Además, la aromaterapia para celebraciones se extiende más allá del evento en sí, ya que los aromas evocan recuerdos de manera única. Crear recuerdos perfumados, como saquitos perfumados o mezclas personalizadas de aceites esenciales, permite a los asistentes llevar consigo un pedazo de la celebración. Estos obsequios se convierten en recuerdos olfativos, desencadenando memorias y emociones cada vez que se encuentra el aroma en el futuro. El poder del aroma para evocar nostalgia añade una dimensión atemporal y perdurable a la celebración, creando un puente sensorial entre el pasado y el presente.

Al planificar la aromaterapia para celebraciones, es esencial tener en cuenta las preferencias y sensibilidades de los asistentes. Optar por aromas universalmente atractivos como cítricos o florales garantiza una experiencia ampliamente placentera. Además, proporcionar opciones de personalización, como permitir a los asistentes elegir los aromas para sus aceites de masaje u ofrecer una variedad de mezclas para difusores, agrega un elemento inclusivo y participativo al viaje aromático.

En conclusión, la aromaterapia para celebraciones transforma las ocasiones festivas en experiencias multisensoriales, infundiendo eventos con intencionalidad, elegancia y resonancia emocional. Desde la creación de fragancias exclusivas hasta la incorporación de aceites en rituales y la provisión de momentos de relajación, la aromaterapia mejora el bienestar general de los asistentes y crea un impacto duradero. Ya sea el cálido y acogedor resplandor de las velas perfumadas, la difusión envolvente de aceites esenciales o la creación de recuerdos perfumados, la aromaterapia contribuye a recuerdos queridos. A medida que las celebraciones se convierten en oportunidades de conexión y reflexión, el uso artístico de aceites esenciales agrega una capa de sofisticación y significado, elevando la experiencia de ocasiones alegres.

Crear un Entorno Relajante para los Invitados

Crear un entorno relajante para los invitados mediante el uso estratégico de aceites esenciales es una forma reflexiva e impactante de mejorar su experiencia general. La capacidad de los aromas para influir en el estado de ánimo y evocar emociones los convierte en una herramienta valiosa para establecer la tonalidad y la atmósfera de un espacio. Ya sea en una reunión en casa, un día de spa o un entorno de hospitalidad, la incorporación de aceites esenciales al ambiente contribuye a una sensación de tranquilidad, comodidad y bienestar para los invitados.

Una de las formas más efectivas de establecer una atmósfera relajante es mediante el uso de difusores de aceites esenciales. Estos dispositivos dispersan las moléculas aromáticas de los aceites esenciales en el aire, creando una infusión sutil y continua de fragancia en todo el espacio. Los difusores vienen en varios estilos, desde ultrasónicos hasta nebulizadores, lo que brinda flexibilidad para elegir la opción más adecuada para el entorno. Una mezcla cuidadosamente seleccionada de aceites esenciales relajantes, como lavanda, manzanilla y bergamota, difundida en el ambiente, invita instantáneamente a los invitados a sumergirse en una atmósfera calmante y acogedora. Este enfoque es eficiente en áreas comunes, como salas de estar o áreas de recepción, donde la experiencia olfativa colectiva contribuye a una sensación compartida de relajación.

Además de los difusores, las velas perfumadas con aceites esenciales son una forma clásica y elegante de crear un entorno tranquilo. La cálida luminosidad de la luz de las velas combinada con la suave liberación de aceites fragantes añade una capa sensorial a la experiencia visual y aromática. Las velas pueden colocarse estratégicamente donde se reúnen los invitados, como en las mesas de comedor o espacios de relajación, impregnando el entorno con un resplandor suave y acogedor. Fragancias como lavanda, eucalipto o sándalo ofrecen una atmósfera reconfortante y calmante, haciendo que los invitados se sientan más cómodos y mejorando su bienestar general.

Al recibir invitados, ofrecer toallas perfumadas con aceites esenciales es un toque lujoso que transmite de inmediato una sensación de hospitalidad y cuidado. Toallas tibias o frescas impregnadas con aromas refrescantes como menta o cítricos brindan una bienvenida estimulante y vigorizante. Este gesto simple pero impactante involucra los sentidos, despertando y energizando a los invitados al llegar. Las toallas aromáticas cumplen un propósito práctico y preparan el escenario para una experiencia positiva y memorable, señalando a los invitados que su comodidad y disfrute son una prioridad principal.

Además, incorporar aceites esenciales en las sábanas y la ropa de cama mejora la calidad relajante del alojamiento para los invitados. Una ligera pulverización de un spray para sábanas impregnado con aceites como lavanda o manzanilla agrega un toque de lujo al entorno de descanso. Estas fragancias relajantes contribuyen a un sueño más reparador, promoviendo la relajación y ayudando a los invitados a descansar después de un día de actividades o viaje. Este enfoque es especialmente beneficioso en entornos de hospitalidad, como hoteles o bed and breakfasts, donde la calidad del entorno de sueño juega un papel crucial en la satisfacción de los huéspedes.

En entornos de spa o bienestar, donde la relajación es el enfoque principal, los aceites esenciales crean una experiencia inmersiva y tranquilizadora para los invitados. La aromaterapia en masajes, por ejemplo, combina los beneficios terapéuticos del tacto con los efectos calmantes de los aceites esenciales. Mezclas adaptadas a preferencias individuales o metas de bienestar, como alivio del estrés o relajación muscular, mejoran la experiencia general del masaje. Las fragancias cuidadosamente elegidas contribuyen al disfrute sensorial del tratamiento y complementan los efectos terapéuticos, creando una experiencia holística y rejuvenecedora para los invitados.

Más allá de los tratamientos individuales, los entornos de spa pueden beneficiarse de la difusión de aceites esenciales en toda la instalación. Un tema aromático constante y armonioso, como una mezcla de lavanda, geranio y cedro, se puede difundir en áreas comunes, salas de tratamiento y espacios de relajación. Este enfoque cohesivo asegura que los huéspedes estén envueltos en un viaje aromático continuo e inmersivo desde que ingresan al spa. Los aceites esenciales en entornos de spa se extienden a salas de vapor, saunas y salas de relajación, donde fragancias cuidadosamente seleccionadas contribuyen a la sensación general de tranquilidad y rejuvenecimiento.

Para aquellos que organizan reuniones en casa, crear un entorno acogedor y relajante para los invitados implica una combinación de toques considerados y el uso estratégico de aceites esenciales. Un recipiente de potpourri impregnado con aceites aromáticos colocado en la entrada o sala de estar deja una impresión encantadora y duradera. El potpourri permite una presentación decorativa y personalizable de flores secas, hierbas y elementos botánicos impregnados con aceites esenciales, emitiendo una fragancia sutil y continua en todo el espacio. El atractivo visual del potpourri, junto con los agradables aromas, mejora la ambientación general y prepara el escenario para una atmósfera cálida y acogedora.

Además de los difusores, velas y toallas perfumadas, incorporar aceites esenciales en ofertas culinarias y de bebidas enriquece aún más la experiencia del invitado. Hierbas aromáticas y aceites cítricos se pueden incorporar en platos y bebidas, estimulando las papilas gustativas y complementando la experiencia sensorial. Por ejemplo, un refrescante vaso de agua infusionada con rodajas de cítricos y un toque de menta puede ser una bienvenida deliciosa e hidratante para los invitados. De manera similar, incorporar aceites esenciales en recetas de aperitivos o postres agrega un elemento único y sabroso a la experiencia culinaria, alineando el viaje aromático con el disfrute culinario.

Al crear un entorno relajante para los invitados, es esencial tener en cuenta las preferencias y sensibilidades individuales. Optar por aromas universalmente atractivos, como lavanda o cítricos, garantiza que la experiencia aromática sea placentera para diversas personas. Brindar opciones de personalización, como ofrecer una selección de mezclas para difusores o toallas perfumadas con diferentes aceites, agrega un elemento reflexivo e inclusivo a la experiencia. El objetivo es crear un espacio que invite a los invitados a relajarse, conectarse y participar plenamente en la atmósfera festiva o hospitalaria.

En conclusión, el uso estratégico de aceites esenciales para crear un entorno relajante para los invitados eleva la experiencia general, haciéndola memorable, placentera y rejuvenecedora. Ya sea difundidos en áreas comunes, incorporados en tratamientos de spa o infusionados en ofertas culinarias, los aceites esenciales crean una experiencia multisensorial que involucra y deleita a los invitados. La combinación hábil de elementos visuales, táctiles y aromáticos prepara el escenario para un entorno donde los invitados se sienten bienvenidos, cuidados y capaces de sumergirse completamente en la atmósfera festiva o hospitalaria.

Utilizar Aceites Esenciales en la Meditación y la Reflexión

Incorporar aceites esenciales en las prácticas de meditación y reflexión ha ganado una amplia popularidad, ofreciendo a las personas una herramienta poderosa y aromática para profundizar en sus experiencias espirituales. La sinergia entre los aceites esenciales y las prácticas de atención plena, como la meditación y la reflexión, crea una experiencia sensorial única que mejora el viaje hacia el interior, fomentando una sensación de tranquilidad, enfoque y conexión. Ya sea utilizado en difusores, aplicado tópicamente o inhalado directamente, los aceites esenciales pueden elevar los aspectos espirituales y contemplativos de estas prácticas, guiando a las personas en un viaje transformador y aromático.

La difusión de aceites esenciales durante la meditación sirve como un medio efectivo para crear una atmósfera ambiental y de apoyo. La dispersión suave de moléculas aromáticas en el aire involucra los sentidos olfativos, transformando instantáneamente el espacio de meditación en un santuario de fragancias. Una mezcla cuidadosamente seleccionada de aceites esenciales, como incienso, lavanda y sándalo, puede inducir un estado de calma y relajación, facilitando la transición a un estado meditativo. El telón aromático es un ancla sutil que ayuda a los practicantes a centrar sus pensamientos y emociones, facilitando una experiencia de meditación más profunda y enfocada.

Seleccionar aceites esenciales con propiedades de enraizamiento y centrado se alinea con los objetivos de la meditación y la reflexión. Aromas terrosos como el pachulí y el vetiver o aromas amaderados como el cedro y el pino evocan una sensación de arraigo y estabilidad. Estos aceites proporcionan una base de apoyo para la meditación, ayudando a las personas a sentirse más conectadas al momento presente y centradas en su práctica contemplativa. Las cualidades de enraizamiento de estos aceites ayudan a aquietar la mente, reducir distracciones y fomentar un sentido más profundo de paz interior.

Además de la difusión, la inhalación directa de aceites esenciales puede ser un método potente para mejorar la meditación y la reflexión. Una o dos gotas del aceite elegido aplicadas en las palmas, frotadas suavemente y colocadas sobre la nariz permiten una inhalación intencional y controlada. Esta conexión directa con la esencia del aceite intensifica la experiencia sensorial, creando una conexión más inmediata y personal con el aroma elegido. Ya sea centrado en un solo aceite o creando una mezcla sinérgica, inhalar aceites esenciales se vuelve integral para las prácticas de respiración y ejercicios de atención plena asociados con la meditación.

Aplicar aceites esenciales tópicamente durante la meditación implica diluirlos con un aceite portador y masajear suavemente la mezcla en puntos de pulso específicos o áreas del cuerpo. Este método permite una experiencia más íntima y táctil con los aceites, fomentando una integración más profunda de sus propiedades aromáticas. Aceites como lavanda o manzanilla, conocidos por sus efectos calmantes, se pueden aplicar en las muñecas, sienes o cuello para promover la relajación y crear una conexión sensorial con la práctica de la meditación. El auto-masaje con aceites esenciales se convierte en un aspecto ritualístico y autonutriente del viaje meditativo.

Los aceites esenciales también se pueden incorporar a la meditación creando mezclas personalizadas adaptadas a intenciones o temas específicos. Por ejemplo, si el objetivo es mejorar la conexión espiritual, se puede crear una mezcla de aceites con propiedades sagradas y elevadoras, como incienso, mirra y sándalo. De manera similar, para aquellos que buscan claridad y enfoque durante la meditación, se pueden incluir aceites vigorizantes como menta, eucalipto o romero en la mezcla. La selección e intencionado mezclado de aceites se alinea con los aspectos reflexivos de la meditación, permitiendo que las personas impregnen su práctica con una firma aromática personalizada.

El potencial transformador de los aceites esenciales en la meditación se extiende para apoyar a las personas en la navegación de paisajes emocionales y promover el bienestar emocional. Los aceites esenciales con propiedades calmantes y equilibrantes emocionales, como bergamota, salvia esclarea o ylang-ylang, pueden ser particularmente beneficiosos para aquellos que utilizan la meditación para la introspección y la autoconciencia. El suave aroma de estos aceites ayuda a crear un espacio donde las emociones pueden ser exploradas con una sensación de tranquilidad y aceptación, fomentando una experiencia meditativa más compasiva y abierta de corazón.

Más allá de su impacto en los aspectos sensoriales de la meditación, los aceites esenciales tienen significado en varias tradiciones espirituales y culturales. Muchas prácticas antiguas, como Ayurveda y la medicina tradicional china, incorporan sustancias aromáticas con fines espirituales y curativos. Aceites como incienso y mirra, venerados por sus cualidades sagradas, se han utilizado durante siglos en rituales y ceremonias para evocar una sensación de reverencia y conexión con lo divino. Incorporar estos aceites en la meditación puede resonar con estas tradiciones históricas y espirituales, profundizando el sentido de sacralidad dentro de la práctica contemplativa.

Además, el uso de aceites esenciales en la meditación se alinea con los principios del bienestar holístico, reconociendo la interconexión de la mente, el cuerpo y el espíritu. A medida que las personas participan en la meditación para cultivar la paz interior, la claridad y la conexión espiritual, el apoyo aromático de los aceites esenciales se convierte en una extensión natural de este enfoque holístico. Los aceites contribuyen a una experiencia armoniosa e integrada, conectando los reinos de lo físico y lo metafísico y fomentando una sensación de unidad dentro de uno mismo.

Los practicantes de la meditación y la reflexión a menudo descubren que crear un espacio dedicado e intencional para su práctica mejora su efectividad. Esto incluye consideraciones sobre la iluminación, la comodidad y, especialmente, los aromas. La cuidadosa selección de aceites esenciales permite a las personas crear un entorno que resuene con sus intenciones y facilite una transición sin problemas a un estado meditativo. Ya sea a través de la aplicación ceremonial de los aceites, la atmósfera aromática de la difusión o el uso simbólico de aromas sagrados, los aceites esenciales se convierten en una parte integral del espacio sagrado, elevando la experiencia meditativa.

En conclusión, el uso de aceites esenciales en la meditación y la reflexión representa una unión armoniosa de alquimia aromática y práctica espiritual. Ya sea difundidos, inhalados, aplicados tópicamente o integrados en mezclas personalizadas, los aceites esenciales contribuyen a un viaje multi-sensorial hacia el interior, mejorando los aspectos transformadores y contemplativos de la meditación. La selección e intencionado uso de los aceites se alinea con los objetivos de la atención plena, creando un entorno que fomenta la tranquilidad, la presencia y la conexión con uno mismo. A medida que las personas emprenden sus viajes meditativos aromáticos, la influencia sutil pero profunda de los aceites esenciales se convierte en una fuerza guía, apoyándolas en la exploración de las profundidades de sus paisajes internos y conciencia espiritual.

CAPÍTULO X

Más Allá de lo Básico: Profundizando en tu Comprensión

Recursos para un Aprendizaje Adicional

Embarcarse en un viaje al mundo de los aceites esenciales invita a las personas a explorar maravillas aromáticas y el bienestar holístico. A medida que los entusiastas se sumergen en el vasto e intrincado paisaje de los aceites esenciales, se vuelve crucial contar con acceso a recursos confiables que brinden información integral, orientación y educación continua. Afortunadamente, existe una abundancia de recursos disponibles, dirigidos tanto a principiantes como a practicantes experimentados. Estos recursos incluyen libros, cursos en línea, sitios web de prestigio y talleres dirigidos por expertos, ofreciendo colectivamente un rico tapiz de conocimientos que capacita a las personas para profundizar su comprensión de los aceites esenciales y sus diversas aplicaciones.

Los libros son recursos fundamentales para aquellos que buscan una comprensión integral de los aceites esenciales. Autores de renombre en el campo, como Robert Tisserand, Valerie Ann Worwood y Kurt Schnaubelt, han escrito obras autorizadas que abarcan conceptos básicos sobre los aceites, aplicaciones terapéuticas y pautas de seguridad. "Essential Oil Safety" de Tisserand se considera una guía definitiva sobre el uso seguro de los aceites esenciales, ofreciendo información sobre posibles contraindicaciones y prácticas adecuadas de dilución. "The Complete Book of Essential Oils and Aromatherapy" de Worwood es una guía integral para principiantes y practicantes avanzados, explorando las propiedades terapéuticas de varios aceites y proporcionando aplicaciones prácticas. "The Healing Intelligence of Essential Oils" de Schnaubelt explora el profundo potencial curativo de los aceites esenciales, fusionando la comprensión científica con enfoques holísticos.

Los cursos en línea se han vuelto invaluables para aquellas personas que buscan una experiencia de aprendizaje estructurada e interactiva. Plataformas como Aromahead Institute, The School for Aromatic Studies y NAHA (Asociación Nacional de Aromaterapia Holística) ofrecen cursos que atienden a varios niveles de experiencia. Aromahead Institute, fundado por Andrea Butje, proporciona una variedad de cursos, desde aromaterapia fundamental hasta técnicas avanzadas de mezcla. The School for Aromatic Studies, dirigida por Jade Shutes, ofrece cursos detallados sobre temas como aromaterapia para el sistema inmunológico y aromaterapia clínica. NAHA proporciona muchos recursos, incluyendo seminarios web y eventos educativos, fomentando un sentido de comunidad entre los entusiastas de la aromaterapia. Estos cursos en línea imparten conocimientos y facilitan un entorno de aprendizaje dinámico e interactivo, permitiendo a los participantes interactuar con expertos y compañeros de aprendizaje.

Sitios web y plataformas en línea dedicados a la aromaterapia y de reputación consolidada sirven como centros valiosos para el aprendizaje continuo y la exploración. El sitio web de la Asociación Nacional de Aromaterapia Holística (NAHA) y sus ofertas educativas proporcionan una gran cantidad de artículos, trabajos de investigación y pautas de seguridad, convirtiéndolo en un recurso fundamental para los entusiastas de la aromaterapia. AromaWeb, curado por la aromaterapeuta Wendy Robbins, ofrece una amplia variedad de artículos, recetas y perfiles de aceites esenciales, dirigidos tanto a principiantes como a practicantes avanzados. Important

Oil University, fundada por el Dr. Robert Pappas, es una fuente confiable de información científica detallada sobre aceites esenciales, incluidos perfiles químicos detallados e informes analíticos. Estas plataformas en línea sirven como bibliotecas virtuales, ofreciendo una gran cantidad de información que abarca el espectro del conocimiento de los aceites esenciales.

Los talleres y seminarios dirigidos por expertos proporcionan una experiencia de aprendizaje inmersiva y práctica, permitiendo a los participantes profundizar su comprensión bajo la orientación de profesionales experimentados. Conferencias de aromaterapia, como la Federación Internacional de Aromaterapeutas Profesionales (IFPA) y la Alianza de Aromaterapeutas Internacionales (AIA), reúnen a expertos de todo el mundo, ofreciendo talleres, conferencias y oportunidades de networking. Asociaciones y escuelas locales de aromaterapia a menudo organizan talleres con educadores de renombre, permitiendo a los participantes interactuar directamente con expertos y mejorar sus habilidades prácticas. Estos talleres ofrecen ideas valiosas y fomentan un sentido de comunidad entre los entusiastas, creando espacios para experiencias compartidas e intercambio de conocimientos.

Los podcasts han surgido como un medio conveniente y accesible para aprender sobre los aceites esenciales, presentando entrevistas con expertos, discusiones sobre temas específicos y consejos prácticos para los entusiastas. Podcasts como "The Essential Oil Revolution", presentado por Samantha Lee Wright, y "Aromatic Wisdom" de Liz Fulcher, exploran varios aspectos de la aromaterapia, brindando una mezcla de consejos prácticos e ideas de expertos. Estos podcasts ofrecen una forma conveniente para que las personas se mantengan informadas, especialmente para aquellos con horarios ocupados o que prefieren el aprendizaje basado en audio. Escuchar discusiones e entrevistas con expertos agrega una dimensión dinámica y atractiva a la experiencia de aprendizaje, haciendo que los conceptos complejos sean más accesibles.

Revistas y publicaciones de investigación son recursos indispensables para aquellos interesados en los aspectos científicos de los aceites esenciales. El Journal of Essential Oil Research, publicado por Taylor & Francis, presenta artículos revisados por pares sobre la química, farmacología y aplicaciones terapéuticas de los aceites esenciales. PubMed, una base de datos de literatura biomédica, es un recurso valioso para acceder a estudios científicos relacionados con los aceites esenciales. Explorar estas fuentes académicas proporciona una comprensión más profunda de la composición bioquímica y los posibles efectos terapéuticos de varios aceites esenciales, cerrando la brecha entre el conocimiento tradicional y la investigación científica contemporánea.

Las plataformas de redes sociales ofrecen comunidades vibrantes donde las personas pueden conectarse con otros entusiastas, compartir experiencias y aprender mutuamente. Grupos de Facebook, cuentas de Instagram y foros dedicados a la aromaterapia proporcionan espacios para discusiones, compartir recetas y resolver desafíos comunes. Participar en estas comunidades en línea permite a las personas aprovechar la sabiduría colectiva de un grupo diverso de practicantes de aromaterapia. También brinda una vía para buscar consejos, compartir historias de éxito y mantenerse actualizado sobre las últimas tendencias y desarrollos en el campo.

En conclusión, el aprendizaje sobre los aceites esenciales se enriquece con una variedad diversa de recursos que atienden a diferentes preferencias de aprendizaje y niveles de experiencia. Libros, cursos en línea, sitios web confiables, talleres dirigidos por expertos, podcasts, publicaciones de investigación y comunidades en redes sociales forman colectivamente un ecosistema robusto que capacita a las personas para explorar, comprender e integrar el arte y la ciencia de la aromaterapia en sus vidas. A medida que el campo continúa evolucionando, estos recursos sirven como faros de conocimiento, guiando a los entusiastas en un viaje perpetuo de descubrimiento y bienestar holístico a través del cautivador mundo de los aceites esenciales.

Las Aplicaciones Avanzadas de los Aceites Esenciales

El mundo de los aceites esenciales, con su rica variedad de aromas y propiedades terapéuticas, se extiende más allá de las aplicaciones básicas, invitando a los entusiastas a explorar enfoques avanzados y matizados. A medida que los practicantes profundizan en las complejidades de los aceites esenciales, descubren una miríada de aplicaciones avanzadas que van más allá de los usos convencionales. Desde mezclas terapéuticas especializadas hasta formulaciones sinérgicas para el bienestar emocional, el ámbito avanzado de las aplicaciones de aceites esenciales revela un enfoque holístico y sofisticado para aprovechar todo el potencial de estas esencias aromáticas.

Una aplicación avanzada de los aceites esenciales radica en la creación de mezclas terapéuticas, donde los practicantes combinan hábilmente múltiples aceites para crear efectos sinérgicos adaptados a problemas de salud específicos. La creación de mezclas de aceites esenciales es un arte que implica una comprensión profunda de las propiedades terapéuticas, los constituyentes químicos y la energética de cada aceite. Por ejemplo, la creación de una mezcla para el soporte respiratorio podría implicar combinar aceites con propiedades expectorantes, como eucalipto y árbol de té, con aceites antiinflamatorios como el incienso. La combinación precisa de aceites en mezclas terapéuticas amplifica sus beneficios, creando un remedio poderoso y dirigido para diversas condiciones de salud.

En el bienestar emocional, las aplicaciones avanzadas de los aceites esenciales se extienden a la creación de mezclas intrincadas diseñadas para abordar estados emocionales específicos y promover el equilibrio psicológico. Los practicantes aprovechan el impacto profundo de los aromas en el sistema límbico, que está intrínsecamente vinculado a las emociones y la memoria. Las mezclas diseñadas para el apoyo emocional a menudo incluyen aceites conocidos por sus propiedades calmantes, elevadoras o centradoras. Por ejemplo, una mezcla para aliviar el estrés podría incorporar lavanda, bergamota y manzanilla para calmar el sistema nervioso e inducir una sensación de tranquilidad. La formulación hábil de estas mezclas permite a las personas navegar por las complejidades de las emociones y promover un equilibrio armonioso entre la mente y el espíritu.

Las aplicaciones avanzadas también abarcan los aceites esenciales en prácticas energéticas y espirituales. Muchas tradiciones antiguas reconocen la importancia espiritual de las sustancias aromáticas, utilizándolas para mejorar la meditación, los rituales y la curación energética. Aceites como el incienso, la mirra y el sándalo tienen importancia histórica y simbólica y a menudo se asocian con ceremonias sagradas y el despertar espiritual. Los practicantes pueden incorporar estos aceites en prácticas de meditación, rituales de limpieza energética o ceremonias, aprovechando las energías sutiles de los aceites para profundizar su conexión espiritual y fomentar una sensación de trascendencia.

El masaje de aromaterapia, una aplicación avanzada de los aceites esenciales, implica la integración hábil de los aceites en sesiones de masaje terapéutico. Más allá de la dilución necesaria para la seguridad de la piel, los practicantes consideran los objetivos terapéuticos específicos del masaje y adaptan su selección de aceites en consecuencia. Por ejemplo, un masaje para aliviar la tensión muscular puede implicar el uso de aceites con propiedades analgésicas y antiinflamatorias, como la menta y la lavanda. La combinación de técnicas de masaje hábiles y la aplicación dirigida de aceites esenciales mejora la experiencia terapéutica general, promoviendo la relajación, el alivio del dolor y el bienestar emocional.

Los aceites esenciales encuentran aplicaciones avanzadas en formulaciones para el cuidado de la piel diseñadas para abordar preocupaciones y condiciones cutáneas específicas. Los practicantes y expertos en cuidado de la piel crean mezclas que abordan el acné, el envejecimiento y la inflamación. Aceites como el árbol de té, la rosa mosqueta y la siempreviva se pueden combinar para crear mezclas potentes con propiedades antimicrobianas, regenerativas y antiinflamatorias. El uso avanzado de los aceites esenciales en el cuidado de la piel implica una comprensión matizada de los tipos de piel, las sensibilidades y la compatibilidad de varios aceites con diferentes bases cosméticas. Estas mezclas cuidadosamente formuladas ofrecen un enfoque natural y holístico para promover la salud y la luminosidad de la piel.

Además, las aplicaciones avanzadas de los aceites esenciales se extienden al manejo del dolor. Los practicantes pueden desarrollar mezclas especializadas para el alivio dirigido de diversos tipos de dolor, como dolores de cabeza, dolores musculares y molestias articulares. Aceites como la menta, el eucalipto y el jengibre son conocidos por sus propiedades analgésicas y antiinflamatorias, lo que los convierte en componentes valiosos de formulaciones para el alivio del dolor. La sinergia creada al combinar estos aceites permite un enfoque más integral y práctico para el manejo del dolor, ofreciendo a las personas alternativas naturales a los remedios convencionales.

En prácticas avanzadas de aromaterapia, los aceites esenciales se utilizan por sus efectos psicoterapéuticos, desempeñando un papel en el abordaje de desafíos emocionales y psicológicos. Los aromaterapeutas pueden trabajar con clientes para crear mezclas personalizadas que respalden la salud mental, abordando problemas como la ansiedad, la depresión o el insomnio. Los aceites con propiedades adaptógenas, como la lavanda y el bergamota, a menudo se incorporan para ayudar a las personas a adaptarse a los factores estresantes y encontrar equilibrio emocional. La relación terapéutica entre el aromaterapeuta y el cliente se convierte en un viaje colaborativo, utilizando los efectos matizados de los aceites esenciales para promover el bienestar mental.

La neuroaromaterapia es una aplicación avanzada que explora el impacto directo de los aceites esenciales en el cerebro y el sistema nervioso. Este campo profundiza en la intrincada relación entre los compuestos aromáticos y los neurotransmisores, examinando cómo aceites específicos influyen en el estado de ánimo, la cognición y la función cerebral general. Por ejemplo, inhalar aceites cítricos como limón o naranja se ha asociado con un aumento de la alerta y un mejor estado de ánimo, convirtiéndolos en herramientas valiosas para promover la función cognitiva. La neuroaromaterapia explora el potencial de los aceites esenciales como intervenciones naturales para la claridad mental, la concentración y la resistencia emocional.

Las aplicaciones avanzadas de los aceites esenciales también se extienden a la creación de perfumería natural, donde hábiles artesanos mezclan aceites para elaborar fragancias personalizadas y complejas. A diferencia de los perfumes comerciales que a menudo contienen productos químicos sintéticos, la perfumería natural se basa en los aromas intrincados de los aceites esenciales para crear fragancias únicas y cautivadoras. Los perfumistas consideran las notas de salida, corazón y fondo de los aceites, así como sus perfiles olfativos y sinergias. Esta mezcla artística permite a las personas usar fragancias que apelan a su sentido del olfato y ofrecen beneficios terapéuticos, contribuyendo a una experiencia sensorial que se alinea con su bienestar personal.

El ámbito de las aplicaciones avanzadas en los aceites esenciales incluye la exploración de sus propiedades antivirales, antibacterianas y antifúngicas. Los practicantes pueden desarrollar formulaciones potentes para el apoyo inmunológico, la limpieza ambiental o la higiene personal. Aceites como el árbol de té, el tomillo y el orégano son conocidos por sus efectos antimicrobianos, lo que los convierte en adiciones valiosas a formulaciones diseñadas para combatir patógenos. Los aromaterapeutas avanzados consideran la investigación científica detrás de las propiedades antimicrobianas de los aceites esenciales y aplican este conocimiento para crear alternativas naturales y efectivas para mantener un entorno saludable y limpio.

En conclusión, las aplicaciones avanzadas de los aceites esenciales representan una exploración sofisticada y multifacética de su potencial terapéutico. Desde la mezcla terapéutica y el bienestar emocional hasta las prácticas energéticas y las formulaciones para el cuidado de la piel, los practicantes se sumergen en el arte y la ciencia matizados de los aceites esenciales. La versatilidad de estas esencias aromáticas permite un enfoque holístico para el bienestar, abordando aspectos físicos, emocionales y espirituales. A medida que individuos y practicantes continúan profundizando en su comprensión y perfeccionando sus habilidades, las aplicaciones avanzadas de los aceites esenciales revelan un terreno vasto y cautivador, invitando a la exploración, la creatividad y una conexión profunda con el poder transformador de la aromaterapia

Convertirse en un Consumidor Informado

Convertirse en un consumidor informado de aceites esenciales es un viaje empoderador que implica adquirir conocimiento, discernimiento y una comprensión crítica del mercado. Los aceites esenciales derivados de fuentes vegetales han ganado una inmensa popularidad por sus propiedades terapéuticas y aromáticas. Sin embargo, el mercado vasto y diverso ofrece una variedad de productos que difieren en calidad, pureza y consideraciones éticas. Para navegar eficazmente por este panorama, los consumidores deben equiparse con las herramientas necesarias para tomar decisiones informadas, asegurándose de recibir los beneficios de aceites esenciales auténticos y de alta calidad mientras evitan posibles obstáculos.

Un aspecto fundamental de ser un consumidor informado es entender el concepto de pureza en los aceites esenciales. Los aceites esenciales puros se extraen únicamente de la fuente botánica, sin aditivos sintéticos, diluyentes o contaminantes. Sin embargo, el mercado está lleno de productos etiquetados como "aceites esenciales" que pueden estar diluidos con aceites portadores o sustancias sintéticas. Leer las etiquetas de los productos es crucial para discernir la pureza de un aceite esencial. Los aceites esenciales genuinos suelen listar el nombre botánico, indicando la planta específica de la cual se deriva el aceite. Además, los fabricantes de buena reputación proporcionan información sobre el método de extracción, asegurando transparencia sobre el proceso de producción del aceite.

El abastecimiento y cultivo de plantas para la producción de aceites esenciales desempeñan un papel fundamental en determinar la calidad del producto final. Los consumidores informados priorizan los aceites provenientes de productores respetables y éticos que siguen prácticas sostenibles y respetuosas con el medio ambiente. Las consideraciones éticas se extienden a factores como prácticas de comercio justo, asegurando que las comunidades locales involucradas en el cultivo y la cosecha de plantas reciban una compensación justa por su trabajo. Los consumidores contribuyen a una industria de aceites esenciales más sostenible y socialmente responsable al elegir aceites de productores conscientes.

Comprender el concepto de grado terapéutico, un término utilizado con frecuencia en el mercado de aceites esenciales, es otro aspecto del consumo informado. Es importante señalar que no hay un estándar universalmente aceptado para el grado terapéutico, y el término se utiliza con frecuencia como una herramienta de marketing. Sin embargo, las compañías de aceites esenciales de buena reputación se adhieren a estándares de alta calidad y proporcionan información sobre sus procesos de prueba. Los consumidores informados buscan aceites que se sometan a pruebas rigurosas de pureza, potencia y autenticidad. Las pruebas de terceros realizadas por laboratorios independientes añaden un nivel de credibilidad, asegurando que el aceite esencial cumple con los estándares de calidad especificados.

Uno de los factores principales que influyen en la calidad de los aceites esenciales es el método de extracción utilizado durante la producción. Los consumidores informados se familiarizan con diversos métodos de extracción, como la destilación al vapor, la presión en frío y la extracción con CO2, cada uno con matices y un impacto en el producto final. La destilación al vapor, por ejemplo, es un método estándar que preserva los delicados compuestos aromáticos de la planta. La presión en frío es adecuada para los aceites cítricos, mientras que la extracción con CO_2 es conocida por producir aceites con un espectro más amplio de componentes aromáticos. La conciencia de los métodos de extracción capacita a los consumidores para elegir aceites que se alineen con sus preferencias y necesidades terapéuticas.

Un aspecto crítico de convertirse en un consumidor informado es reconocer las señales de alerta y evitar errores comunes en el mercado de aceites esenciales. Por ejemplo, las afirmaciones de que un aceite esencial puede curar enfermedades o dolencias específicas deben recibir escepticismo. Aunque los aceites esenciales tienen propiedades terapéuticas, no deben considerarse un sustituto del asesoramiento médico profesional o del tratamiento. Los consumidores informados priorizan la seguridad y consultan a profesionales de la salud cuando es necesario, especialmente si tienen condiciones de salud preexistentes o están considerando aceites esenciales con fines terapéuticos específicos.

Además, el precio puede indicar la calidad en el mercado de aceites esenciales. Si bien los aceites de alta calidad pueden tener un precio más elevado debido a factores como la escasez de plantas, el abastecimiento responsable y procesos de producción meticulosos, los consumidores deben ser cautelosos con los precios muy bajos. Precios bajos pueden indicar baja calidad, adulteración o prácticas de abastecimiento poco éticas. Los consumidores informados reconocen el valor de invertir en aceites esenciales de alta calidad para obtener una experiencia aromática más auténtica y práctica.

Investigar y mantenerse informado sobre las marcas de aceites esenciales de buena reputación es crucial para un consumo responsable. Los consumidores informados buscan marcas que prioricen la transparencia, proporcionando información detallada sobre sus prácticas de abastecimiento, pruebas y producción. Las marcas de confianza comparten fácilmente información sobre el origen de sus aceites, métodos de cultivo y consideraciones éticas. Interactuar con reseñas de clientes, testimonios y recomendaciones de expertos también puede guiar a los consumidores hacia marcas de confianza con un historial de entrega de aceites esenciales de alta calidad.

El concepto de impureza es una preocupación significativa en el mercado de aceites esenciales, resaltando la importancia de ser un consumidor informado. La adulteración implica diluir o alterar aceites esenciales cruciales con aditivos sintéticos, comprometiendo su pureza y propiedades terapéuticas. Los consumidores informados se educan sobre adulterantes comunes y emplean métodos para detectar posibles signos de impureza. Por ejemplo, las pruebas de cromatografía de gases-espectrometría de masas (GC-MS) son una técnica confiable utilizada por fabricantes de buena reputación para analizar la composición química de los aceites esenciales, asegurando su autenticidad.

Participar en recursos educativos es un paso proactivo para los consumidores que buscan profundizar su comprensión de los aceites esenciales. Libros de confianza, cursos en línea y talleres dirigidos por aromaterapeutas experimentados ofrecen perspicacias valiosas en el mundo de los aceites esenciales. Aprender sobre los perfiles botánicos, propiedades terapéuticas y pautas de uso seguro mejora la toma de decisiones de los consumidores. Los recursos educativos también capacitan a los consumidores para explorar las diversas aplicaciones de los aceites esenciales, desde la aromaterapia y el masaje hasta el cuidado de la piel y el bienestar emocional.

Los consumidores informados reconocen la importancia del almacenamiento y manejo adecuados para preservar la integridad de los aceites esenciales. El calor, la luz y la exposición al aire pueden degradar la calidad de los aceites con el tiempo. Botellas de vidrio oscuro, preferiblemente ámbar o azul cobalto, protegen los aceites de la exposición a la luz, mientras que sellos herméticos previenen la oxidación. El almacenamiento adecuado en un lugar fresco y oscuro ayuda a mantener la estabilidad y longevidad de los aceites esenciales, asegurando que los consumidores reciban el espectro completo de beneficios aromáticos y terapéuticos.

En última instancia, convertirse en un consumidor informado de aceites esenciales es un proceso dinámico y continuo que implica curiosidad, educación y discernimiento. A medida que los consumidores se equipan con conocimientos sobre pureza, abastecimiento, métodos de extracción y posibles obstáculos, navegan por el mercado con confianza. Los consumidores informados priorizan la autenticidad, la calidad y las consideraciones éticas, contribuyendo a una industria de aceites esenciales sostenible y consciente. Este viaje de consumo informado no solo mejora las experiencias aromáticas de los individuos, sino que también respalda un mercado de aceites esenciales responsable y transparente.

CONCLUSIÓN

En conclusión, "Aceite de Vida: Una Guía Completa para Principiantes sobre Aceites Esenciales - Aprovechando el Poder de la Naturaleza para el Bienestar Cotidiano" se erige como un faro de iluminación para aquellos que se aventuran en el mundo de los aceites esenciales. Este libro electrónico navega expertamente por el intrincado ámbito de la aromaterapia, destilando información compleja en una guía accesible y completa para principiantes. Desde los orígenes y procesos de extracción de los aceites esenciales hasta sus diversas aplicaciones terapéuticas, el libro electrónico teje un tapiz de conocimiento que capacita a los lectores para aprovechar el poder transformador de la naturaleza en su bienestar cotidiano.

El formato del libro electrónico, basado en capítulos, explora sistemáticamente los aceites esenciales, cubriendo sus tipos, métodos de extracción y diversas aplicaciones. "Aceite de Vida" logra un equilibrio perfecto al ofrecer información detallada sin abrumar al lector, convirtiéndolo en un recurso invaluable para aquellos que se adentran en la aromaterapia por primera vez. El énfasis en medidas de seguridad, que incluyen la dilución adecuada y pautas de uso, asegura que los lectores puedan disfrutar plenamente de los beneficios de los aceites esenciales mientras respetan su potencia.

A lo largo de sus páginas, el libro electrónico imparte conocimientos prácticos y cultiva una apreciación por los beneficios holísticos de los aceites esenciales. Desde su potencial en rutinas de cuidado de la piel hasta su papel en la creación de atmósferas relajantes, la guía anima a los lectores a integrar estas maravillas naturales de manera fluida en su vida diaria.

"Aceite de Vida" hace más que educar; inspira un nuevo aprecio por los regalos de la naturaleza y fomenta un cambio hacia el bienestar holístico. Al desmitificar los aceites esenciales y ofrecer perspectivas prácticas, el libro electrónico proporciona una base sólida para aquellos que se embarcan en su viaje con estas maravillas aromáticas. Ya sea que los lectores busquen alivio del estrés, mejorar el estado de ánimo o remedios naturales para diversas dolencias, esta guía los equipa con las herramientas para aprovechar el potencial terapéutico de los aceites esenciales.

En esencia, "Aceite de Vida" no es solo una guía, sino un compañero en el camino hacia el bienestar. A medida que los lectores se sumergen en el mundo de los aceites esenciales a través de las páginas de este libro electrónico, se encuentran en un viaje transformador, descubriendo el arte y la ciencia de la aromaterapia y desbloqueando el poder de la naturaleza para mejorar sus vidas cotidianas.